Saoussen Chouchene
Mezrigui Rihem
Maroua Chaouch

Síndrome de Chediak-Higashi: da genética ao tratamento

Saoussen Chouchene
Mezrigui Rihem
Maroua Chaouch

Síndrome de Chediak-Higashi: da genética ao tratamento

Análise global e desafios terapêuticos

ScienciaScripts

Imprint

Cover image: www.ingimage.com

This book is a translation from the original published under ISBN 978-620-6-72273-1.

Publisher:
Sciencia Scripts
is a trademark of
Dodo Books Indian Ocean Ltd. and OmniScriptum S.R.L publishing group

120 High Road, East Finchley, London, N2 9ED, United Kingdom
Str. Armeneasca 28/1, office 1, Chisinau MD-2012, Republic of Moldova, Europe
Printed at: see last page
ISBN: 978-620-8-13994-0

ÍNDICE

INTRODUÇÃO

A síndrome de Chediak-Higashi (CHS) é uma imunodeficiência primária caracterizada por albinismo oculocutâneo, infecções recorrentes, tendência para hemorragias e anomalias neurológicas progressivas. É uma doença autossómica recessiva rara do tráfico lisossómico ligada a mutações no gene LYST (lysosomal trafficking regulator) localizado no braço longo do cromossoma 1 e que codifica a proteína LYST envolvida na síntese, transporte e fusão de vesículas citoplasmáticas **[1-5]**.

O primeiro caso desta síndrome foi registado em 1943, seguido de cerca de 500 casos em todo o mundo. 85% a 90% dos doentes apresentavam a forma clássica, caracterizada pelo desenvolvimento, a partir da primeira década de vida, de uma síndrome macrofágica ou linfo-histiocitose hemofagocítica (LHH) que anuncia a fase acelerada da doença. Por outro lado, 10-15% desenvolvem a forma atenuada, dominada principalmente por manifestações neurológicas **[6-8]**.

O sinal patognomónico desta síndrome é a presença de volumosas inclusões intra-citoplasmáticas azul-acinzentadas ou rosa-acinzentadas no citoplasma dos leucócitos, melanócitos e plaquetas **[9,10]**.

Além disso, o prognóstico vital da doença é muito grave e o tratamento atual da CHS limita-se a meios sintomáticos. No entanto, o transplante alogénico de células estaminais hematopoiéticas (TCTH) permite a sobrevivência para além dos 20 anos, reduzindo o risco de síndrome de ativação macrofágica **[1]**.

1. HISTÓRIA

A CHS foi descrita pela primeira vez em 1943 por Antonio Beguez César, um pediatra cubano, que estudou os casos de três irmãos que apresentavam as principais caraterísticas clínicas desta síndrome e que apresentavam grânulos atípicos aumentados nos leucócitos. Em 1948, outros casos foram descritos por Steinbrinck, um hematologista cubano **[11-13]**.

Alguns anos mais tarde, Moises Chediak (um médico francês) e Ototaka Higashi (um fisioterapeuta japonês) descreveram casos caracterizados por uma má distribuição da mieloperoxidase nos grânulos de neutrófilos e especificaram as caraterísticas hematológicas da doença, o que levou Sato a associar os seus nomes à anomalia **[14-18]**.

Quatro de treze crianças foram afectadas na família estudada por Chediak e três de seis na família descrita por Higashi. Estas crianças afectadas apresentavam albinismo parcial, fotofobia associada a nistagmo e um aumento do reflexo vermelho dos olhos após exposição à luz. Eram invulgarmente susceptíveis a infecções piogénicas, com relatos de morte antes dos sete anos de idade após o desenvolvimento de hepatoesplenomegalia **[16,17,19]**.

Em 1964, Kritzler et al **[20]** caracterizaram a "fase acelerada" da doença pela presença de linfohistiocitose hemofagocítica, observada em cerca de 85% dos casos.

Em 1967, Lutzner et al **[21]** reconheceram pela primeira vez o rato bege como modelo animal da CHS, caracterizado por uma anomalia pigmentar da pelagem, uma diminuição da acuidade ocular e a presença de lisossomas gigantes, cuja distribuição foi posteriormente estudada por Oliver e Essner **[22]**.

Em 1968, Sung et al. registaram manifestações neurológicas em quatro doentes com CHS. Em 1976, Buchanan et al. estudaram pela primeira vez defeitos da função plaquetária em doentes com CHS **[23]**.

Em 1983, Griscelli e Virelizier realizaram um transplante de medula óssea numa criança de três anos **[24]**.

O diagnóstico pré-natal foi feito em 1992 por Diukman et al., que mediram lisossomas positivos para fosfatase ácida em amniócitos e vilosidades coriónicas e verificaram que os lisossomas eram significativamente maiores na CHS. Depois, em 1993, Durandy et al. examinaram biópsias do couro cabeludo fetal e amostras de sangue fetal por microscopia de luz e eletrónica **[23]**.

O primeiro protocolo de tratamento para a LHH foi introduzido em 1994 e, nas últimas décadas, uma compreensão crescente dos mecanismos biológicos subjacentes à LHH levou à normalização dos protocolos de tratamento e gestão, resultando numa maior sobrevivência **[25]**.

Em 1995, Haddad et al. resumiram os resultados do transplante alogénico de medula óssea em dez crianças com CHS. O transplante foi bem sucedido em sete crianças, seis das quais receberam medula HLA-idêntica **[23]**.

No entanto, o defeito genético responsável por esta síndrome só foi identificado e mapeado no cromossoma humano em 1996 **[6]**.

Até à data, foram descritas 74 mutações no gene CHS1, incluindo mutações sem sentido, delecções, inserções e locais de splice **[12]**.

2. EPIDEMIOLOGIA

A CHS é uma doença rara, com menos de 600 casos registados em todo o mundo **[25-27]**.

Nos Estados Unidos, foram descritos menos de 30 doentes **[23]**. Da mesma forma, na China, cerca de 50 casos foram relatados nas últimas décadas **[6]**.

No Japão, foram diagnosticados quinze doentes com CHS entre 2000 e 2010, tendo sido recolhidos e analisados os dados relativos a esses doentes, o que levou a concluir que um ou dois doentes com CHS serão diagnosticados de novo todos os anos **[28,29]**.

No entanto, a prevalência exacta da CHS continua a ser difícil de determinar, uma vez que alguns casos foram descritos mais do que uma vez na literatura. Além disso, a variabilidade fenotípica que tem sido observada mais recentemente sugere que muitos indivíduos afectados podem não ter sido notificados **[15,30]**.

A síndrome afecta ambos os sexos e todas as raças **[11,15,31]**. Da mesma forma, todos os grupos etários podem ser afectados. No entanto, é de salientar que a forma clássica desta doença afecta principalmente crianças, com uma idade média de início de cerca de seis anos, e a maioria destes doentes morre antes dos dez anos de idade; 50% destes casos envolvem crianças de casamentos consanguíneos **[11,15,32]**.

3. CLASSIFICAÇÃO

A CHS é classificada em duas formas: a forma clássica ou infantil e a forma atípica ou adulta **[6,7,33]**.

3.1. Forma clássica

A forma clássica representa cerca de 85% dos casos. Caracteriza-se pela frequência de infecções graves, pela presença de albinismo, hemorragias e linfohistiocitose hemofagocítica (HHL), também conhecida como fase acelerada, que se caracteriza por febre, hepatoesplenomegalia, bi ou pancitopenia e hemofagocitose. A HHL surge numa idade precoce e geralmente leva à morte na primeira década de vida **[33,34]**. Daí o mau prognóstico desta forma clássica, a menos que seja efectuado um transplante de medula óssea **[11]**.

3.2. Forma atípica

Estima-se que a forma atípica ou adulta represente 15% de todos os doentes com CHS, mas pode estar subdiagnosticada **[6]**.

Os doentes com esta forma têm uma evolução clínica menos grave. Apresentam uma menor frequência de infecções na infância, alterações subtis na pigmentação e sobrevivem até à idade adulta sem passar pela fase acelerada. No entanto, durante a adolescência ou na idade adulta, desenvolvem sintomas neurológicos progressivos, inconstantes e inespecíficos **[6,35]**.

Tal como as manifestações clínicas, as manifestações celulares podem ser atenuadas em doentes com a forma atípica **[35]**.

4. FISIOPATOLOGIA

4.1. Lembrete de fisiologia

4.1.1. O sistema endolisossómico

O sistema endolisossomal desempenha um papel importante no controlo metabólico, na degradação das macromoléculas e na sinalização. Vários tipos de células adaptam o seu sistema endolisossómico para lhes conferir a sua função. É o caso dos melanossomas nas células pigmentares, dos grânulos nas plaquetas, dos corpos endoteliais de Weibel-Palade (WPB) e dos grânulos líticos nas células citotóxicas, nomeadamente nos linfócitos T citotóxicos (CTL) **[36]**. Os organelos relacionados com os lisossomas (LRO) caracterizam-se pela diversidade não só na morfologia e no conteúdo, mas também na origem das suas membranas e nos mecanismos necessários para a sua formação, maturação e secreção. Por exemplo, alguns LRO parecem derivar principalmente dos endossomas (por exemplo, melanossomas), enquanto outros têm origem na via secretora, adquirindo de conteúdos conteúdo adicional do sistema sistema endolisossómico (por exemplo, WPBs e grânulos nucleares densos neuronais). Além disso, os lisossomas são componentes essenciais de vários tipos de células, incluindo melanócitos, plaquetas, granulócitos, cTLs e células NK. Ajudam a segregar proteínas e péptidos específicos, dependendo do tipo de célula **[37]**.

4.1.2. A proteína reguladora do tráfego lisossomal

A proteína LYST (Lysosomal trafficking regulator), também conhecida como CHS1, é uma proteína citoplasmática que influencia a biogénese do compartimento endossomal, afectando a maturação terminal dos lisossomas secretores. É expressa em todas as células humanas, com níveis mais elevados na medula óssea, cerebelo, baço e timo. A proteína é composta por 3801 aminoácidos e tem um peso molecular de 430 kDa. O terminal N da proteína

LYST contém uma série de repetições de hélices de Armadillo (ARM) e Huntingtin (HEAT). Estas repetições são importantes para mediar as associações membranares e o transporte de vesículas. O terminal C da proteína contém três domínios: um domínio homólogo de pleckstrin (PH), um domínio Beige e Chediak-Higashi (BEACH) que contém um segmento de aminoácidos de consenso "WIDL" (W:triptofano, I:isoleucina, D:ácido aspártico, L: leucina), bem como vários outros aminoácidos conservados que definem os membros da família de proteínas BEACH e uma região de sete motivos repetidos WD-40 (triptofano-ácido aspártico) indicativos de um domínio de interação proteína-proteína (**Figura 1**). Estudos sobre proteínas com domínios BEACH revelaram parte do papel funcional destes domínios e sugerem o seu envolvimento primário no tráfico vesicular. **[1,23,38-40]** .

Embora a compreensão molecular e o papel biológico exato da proteína LYST sejam ainda muito limitados, pensa-se que os motivos PH-BEACH combinados estão envolvidos em diferentes aspectos do tráfico vesicular e, por conseguinte, desempenham provavelmente um papel crucial na regulação do tamanho lisossomal, nos eventos de fusão e fissão da membrana como proteína de suporte e na secreção vesicular. Estudos anteriores sugeriram também que a LYST é necessária para a separação de proteínas endossómicas residentes em endossomas multivesiculares tardios **[41-43]**.

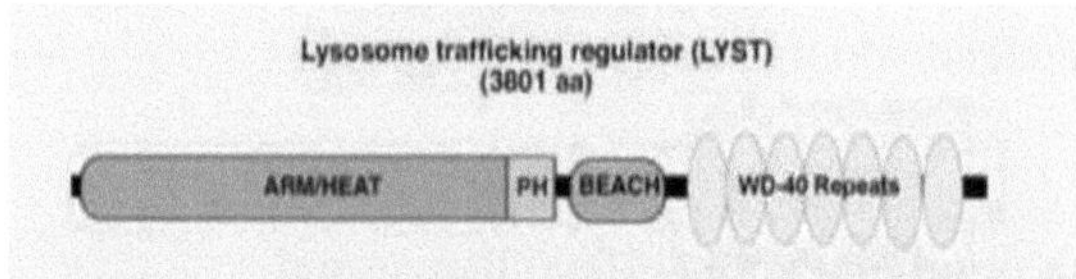

Figura1Domíniosdaproteínareguladorafraficamenteassomal e síndrome de Chediak Higashi 1 [1].

ARM: Armadillo; HEAT: Huntingtin; PH: pleckstrin homólogo; BEACH: Beige e Chediak-Higashi; WD-40: ácido triptofano-aspártico; LYST: regulador do tráfico lisossómico

4.2. Patogénese

4.2.1. Mecanismo fisiopatológico da síndrome de Chediak-Higashi

Na CHS, a mutação do gene que codifica a proteína LYST interrompe a síntese das proteínas de tráfego lisossomal e afecta o tamanho e a função dos lisossomas, promovendo a fusão aberrante de vesículas e o transporte defeituoso dos lisossomas para o local de ação numa vasta gama de células, como as células do sistema imunitário, melanócitos, neurónios e plaquetas **[11,15,27,32,44,45]**. Estes defeitos resultam então em lisossomas aumentados e não funcionais e em organelos anormais relacionados com os lisossomas, incluindo grânulos de plaquetas e neutrófilos, melanossomas de melanócitos, compartimentos de classe II do complexo principal de histocompatibilidade (MHC) e também lisossomas de outros leucócitos e fibroblastos, sendo esta a principal caraterística celular da CHS **[15,30]**.

São apresentados dois modelos diferentes para explicar a desregulação do tamanho dos lisossomas. Um primeiro modelo sugere que a LYST é necessária para eventos de fusão adequados. Este modelo é apoiado por estudos em células humanas que revelam que a interação da LYST com proteínas envolvidas nos mecanismos de ligação, acoplamento e fusão é prejudicada na CHS. O outro modelo sugere que a LYST pode contribuir para eventos de fissão da membrana lisossómica em vez de fusão. Esta hipótese foi apoiada pela primeira vez por estudos de sobre-expressão da LYST em ratinhos, que provoca a fragmentação e a dispersão periférica dos lisossomas, levando a uma redução do tamanho dos lisossomas. Estas observações levaram os autores a concluir que a taxa de fissão lisossómica é regulada positivamente pela LYST. A depleção de LYST nas linhas celulares humanas HeLa e U2OS conduz a um número menor e maior de lisossomas, apoiando a ideia de que os lisossomas observados nas células de doentes com CHS são causados por mutações de perda de função em LYST. Curiosamente, a depleção de LYST em células humanas não tem qualquer efeito na fusão de lisossomas com endossomas e autofagossomas, na sua capacidade de degradação ou no tráfico por autofagia, endocitose ou transporte retrógrado. Outro defeito celular observado nos fibroblastos dos doentes com CHS e dos ratinhos bege é uma deficiência na reparação da membrana plasmática após uma lesão. A lesão da membrana plasmática é reparada por um mecanismo de exocitose dependente de Ca2+, envolvendo um aumento do Ca2+ intracelular que desencadeia a fusão de pequenos lisossomas periféricos com a membrana plasmática. Este facto sugere que o aumento dos lisossomas pode esgotar os pequenos lisossomas periféricos que estão preferencialmente envolvidos na exocitose desencadeada por Ca2+ nos fibroblastos **[1,26,41,46]**.

A anormalidade bioquímica subjacente não foi determinada, mas estudos sugerem que a regulação anormal ou a proteólise da proteína quinase C (PKC) pelo aumento da produção de ceramida é responsável pela formação de grânulos gigantes, levando a fenótipos celulares anormais responsáveis pelo fenótipo bege **[26]**.

A nível celular, a LYST interage com determinadas proteínas citoplasmáticas que desempenham papéis importantes na regulação do transporte vesicular ou na transdução de sinais, tais como o substrato para a tirosina quinase regulada pelo fator de crescimento dos hepatócitos (HRS), a caseína quinase II (CK2), a calmodulina (CALM) e as proteínas 14-3-3. O HRS inibe a exocitose ligando-se à SNAP25, um componente do complexo proteico SNARE que desempenha um papel importante na ligação e fusão das vesículas. Na célula normal, LYST forma um complexo com HRS, e o complexo HRS-LYST é incapaz de se ligar a SNAP25. CALM desempenha um papel importante na fusão de membranas. Além disso, pensa-se que a mediação da atividade da HRS pelos complexos LYST e CALM melhora o acoplamento e a fusão da membrana regulados por SNAP25 (**Figura 2**). Na HSC, a ausência de LYST poderia impedir a justaposição de HRS e CALM, potenciando a inibição de SNAP25 por HRS, inibindo assim o acoplamento e a fusão da membrana **[47]**.

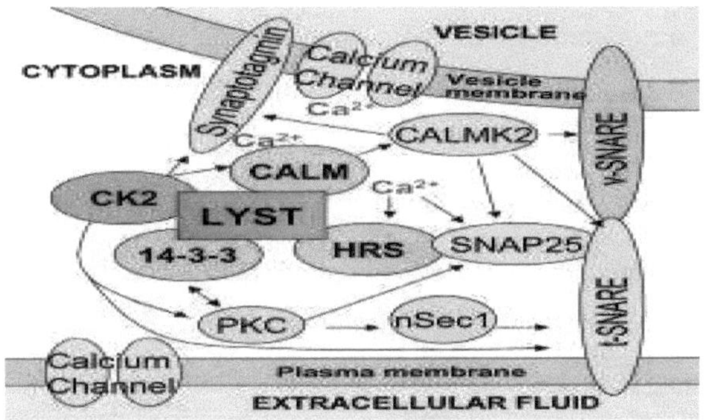

Figura 2: Interações da proteína reguladora do tráfego lisossomal com proteínas que regulam o acoplamento e a fusão de vesículas na exocitose [48].

CALM: Calmodulina; LYST: Regulador do tráfico lisossomal; CK2: Caseína Quinase2; NSec1: N-Selenocisteína1; CALMK2: Calmodulina Quinase 2; t-SNARE: receptores da proteína de ligação ao fator sensível à N-etilmaleimida solúveis no alvo; v-SNARE: receptores vesiculares solúveis da proteína de ligação ao fator sensível à N-etilmaleimida; SNAP25: proteína de 25 kD associada ao sinaptossoma; HRS: substrato da tirosina quinase regulada pelo fator de crescimento dos hepatócitos;

Um estudo anterior identificou 21 proteínas que interagem com a LYST utilizando um rastreio de dois híbridos de levedura. A mutação R1104X em LYST resulta numa perda de interação com 18 proteínas, que provavelmente desempenham um papel fundamental na ligação vesicular, marginação, fusão, fosforilação e transdução de sinal. O truncamento LYST N2535KfsX2 resulta na perda de nove proteínas de interação envolvidas em doenças neurodegenerativas, regulação da transcrição e transdução de sinais **[48]**.

4.2.2. Patogénese do albinismo

A pigmentação dos olhos, da pele e do cabelo resulta da produção do pigmento melanina pelos melanócitos. As células produtoras de melanina contêm organelos especializados semelhantes a lisossomas, chamados melanossomas, que depositam o pigmento de melanina num estado maduro **[49]**. Uma vez nos queratinócitos, os melanossomas são distribuídos e, em resposta aos raios UV, posicionados estrategicamente no lado "exposto ao sol" dos núcleos para formar estruturas semelhantes a guarda-chuvas **[50,51]**.

A formação, maturação e tráfico de melanossomas são cruciais para a pigmentação. Os defeitos no tráfico de melanossomas podem levar a síndromes de despigmentação como a síndrome de Chediak-Higashi (CHS). Nos melanócitos epidérmicos de pessoas com CHS, os melanossomas aumentados acumulam-se na zona perinuclear dos melanócitos e não são transferidos para os queratinócitos circundantes, o que poderia explicar a hipopigmentação cutânea observada nesta síndrome. Nalguns doentes, pode ser observada uma hipopigmentação cutânea irregular ou uma hiperpigmentação mosqueada **[1,6,30]**.

4.2.3. Patogénese da imunodeficiência e das infecções recorrentes A CHS é bem reconhecida como uma imunodeficiência primária (IDP) com inclusões gigantes patognomónicas nos leucócitos **[1,52]**. Os doentes com CHS têm um número normal ou reduzido de células NK com função reduzida, um defeito na função LTc, para além de neutropenia e função neutrofílica defeituosa **[25,53]**.

Os grânulos gigantes presentes nos neutrófilos dos doentes com CHS não libertam adequadamente o seu conteúdo após uma infeção bacteriana ou viral **[1,54,55]**.

Além disso, a fraca mobilização a partir da medula óssea, a deformabilidade reduzida que conduz a uma quimiotaxia defeituosa e a fusão fagolisossómica atrasada resultam numa atividade bactericida reduzida **[25]**.

Além disso, a presença de lisossomas aumentados e organelos anormais prejudica a atividade citotóxica dos linfócitos T e das células NK, levando ao desenvolvimento de HHH potencialmente fatal **[1]**.

Os linfócitos que contêm estes grânulos grandes funcionam mal na citólise mediada por células dependente de anticorpos **[15]**.

A análise dos linfócitos T citotóxicos sugeriu que as fases iniciais da formação dos grânulos são normais. O defeito nos grânulos alargados associado à CHS é observado na maturidade, nos grânulos secretores **[56]**.

A citotoxicidade dos linfócitos é um processo altamente regulado, que requer a formação de uma sinapse imunológica (SI) entre o linfócito e a célula-alvo, seguida da reorganização do citoesqueleto dos linfócitos para deslocar o centro de organização dos microtúbulos para a SI. Isto assegura o transporte direcional, assistido por microtúbulos, de lisossomas secretores especializados (grânulos líticos) contendo proteínas citolíticas solúveis e a sua exocitose para o SI, o que promove a destruição da célula-alvo. Nos doentes com CHS, os grânulos citotóxicos dos LTc têm uma mobilidade limitada e não conseguem degranular-se no SI. Além disso, o carregamento de péptidos em moléculas MHC de classe II e a apresentação de antigénios são atrasados **[30]**.

A capacidade secretora dos grânulos citotóxicos foi restaurada através do aumento da expressão de efectores da maquinaria de exocitose, sugerindo que a LYST pode regular o tráfico de efectores necessários para a maturação terminal de grânulos líticos contendo perforinas em grânulos secretores adequados para a exocitose **[1]**.

No que diz respeito às células NK, a eliminação de LYST numa linha humana destas células resultou no aumento dos grânulos líticos, na alteração da integridade dos compartimentos endolisossomais, na exocitose defeituosa e na inibição da citotoxicidade destas células. Nas células NK, foi demonstrado que, na apresentação clássica, os grânulos são em menor número, mas extremamente grandes em tamanho. No entanto, em casos atípicos, os grânulos podem ser mais numerosos e mais pequenos, mas ainda assim mais proeminentes do que o normal **[33]**.

Estes resultados poderiam explicar por que razão a função LYST é necessária para a biogénese lisossomal, mas não é necessária durante a fase inicial de ativação das células citotóxicas, o que leva à formação de um SI para matar a célula-alvo. Estes dados também sugerem que um grânulo lítico alargado pode apresentar uma barreira física à desgranulação na EI, levando a uma diminuição da citotoxicidade **[1]**.

Uma análise de 21 doentes com CHS mostrou um grau semelhante de comprometimento da exocitose dos grânulos nas células LTc e NK, apesar das diferenças no número e tamanho dos grânulos nestes dois tipos de células. No entanto, a função citotóxica foi mais gravemente afetada nas células NK do que nas células LTc. É de notar que a função citotóxica das células NK está significativamente afetada em doentes com HCL, mas que existem variações no desenvolvimento da HCL, que se devem provavelmente a diferenças na capacidade citotóxica das células LTc **[1]**.

As mutações no gene LYST podem também contribuir para uma sinalização TLR defeituosa e uma resposta imune-inflamatória defeituosa, levando a infecções frequentes e graves. A resposta imune-inflamatória desregulada nos fibroblastos gengivais pode ter contribuído parcialmente para a periodontite observada nos doentes com CHS **[57]**. Para além dos neutrófilos, os fibroblastos, uma das células residentes mais abundantes nos tecidos periodontais, constituem a primeira linha de defesa contra os microrganismos. Para além do seu papel estrutural na síntese e remodelação da matriz extracelular, os fibroblastos segregam e respondem a citocinas, quimiocinas e factores de crescimento. Embora vários estudos se tenham centrado nos efeitos das mutações LYST nas células imunitárias, os efeitos nos fibroblastos permanecem pouco claros. Estudos anteriores associaram a citotoxicidade alterada das células NK à patogénese da periodontite em várias doenças genéticas **[57]**.

4.2.4. Patogénese das hemorragias

Fora da fase acelerada, as contagens de plaquetas estão geralmente dentro dos valores normais. No entanto, a função plaquetária está comprometida, resultando num tempo de hemorragia prolongado devido à deficiência dos grânulos densos das plaquetas, com corpos densos alargados e de forma irregular em algumas plaquetas. A trombocitopenia também pode ocorrer como resultado da hemofagocitose plaquetária, aumentando o risco de hemorragia **[15,26,30]**.

4.2.5. Patogénese das doenças neurológicas

Os mecanismos das manifestações neurológicas da CHS nem sempre são claros. Foi sugerido que estas manifestações resultam diretamente de uma proteína LYST defeituosa nos neurónios e nas células gliais, ou da infiltração de tecido linfocitário durante a fase acelerada da doença. De facto, o defeito na exocitose lisossomal e na reparação das membranas leva a inclusões citoplasmáticas semelhantes a lisossomas gigantes nos neurónios e à acumulação progressiva de substâncias tóxicas que conduzem a danos oxidativos e à morte das células neuronais **[7]**. Além disso, a acumulação aberrante de lisossomas interfere com o tráfico de membranas, que é essencial para a viabilidade neuronal e para os mecanismos de transporte axonal. Na autópsia, os adultos com CHS apresentam degeneração neuronal envolvendo os núcleos olivares e o córtex cerebelar. Os modelos murinos de mutações missense homozigóticas no gene LYST apresentaram fenótipos neurológicos predominantes, incluindo pontuações de desempenho motor inferiores às dos controlos, com acumulação de lisossomas gigantes nas células neuronais e inclusões intracitoplasmáticas nas células de Purkinje do cerebelo e do córtex motor **[58]**. Outro estudo revelou que o genótipo LYST influenciava significativamente o número de células de Purkinje. A deficiência de células de Purkinje foi detectada principalmente nos lóbulos anteriores em comparação com os do cerebelo posterior **[59]**.

Estudos de autópsia de quatro crianças com a forma clássica de CHS mostraram grânulos de lisossomas e lipofuscina em gânglios espinais, neurónios, células de Schwann, astrócitos e endotélio capilar. Os nervos periféricos também apresentavam uma infiltração linfo-histiocítica extensa acompanhada de degeneração dos axónios e da bainha de mielina, embora não seja claro se se trata de uma manifestação da fase acelerada **[7]**.

5. ANOMALIAS GENÉTICAS

5.1. Gene que regula o tráfico lisossómico e modelos de estudo

O gene responsável pela CHS é o gene regulador do tráfico de lisossomas LYST, também conhecido como CHS1 (Chediak-Higashi Syndrome 1) **[23,60]**. Este gene humano está localizado no braço longo do cromossoma 1 na posição [1q42-43] (**figura 3**) **[15,30]**.

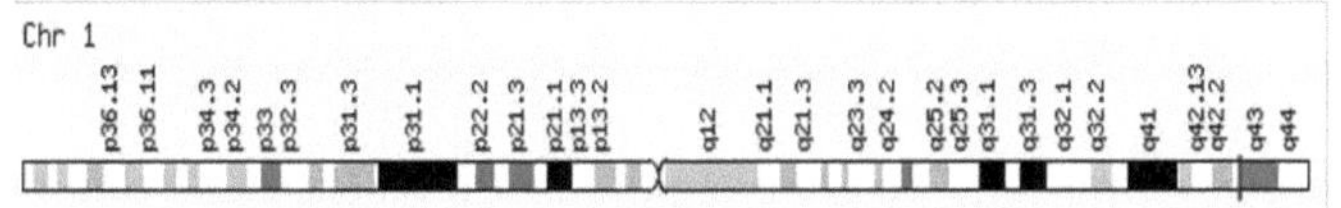

Figura 3: Localização do gene regulador do tráfego lisossomal no cromossoma 1 (a vermelho) [61].

Compreende mais de 50 exões (**Figura 4**) com uma estrutura de leitura aberta de 11.406 pb e codifica uma proteína de 3.801 aminoácidos **[42,46]**. O diagnóstico molecular é difícil e moroso devido ao tamanho do gene **[46]**.

Em 1996, a anomalia genética que causa a SCH foi definida pela primeira vez em roedores e o locus era historicamente conhecido como bege devido ao fenótipo de hipopigmentação associado. O homólogo humano do locus bege do ratinho revelou então as primeiras mutações que causam a SCH em humanos **[1,41,46]**.

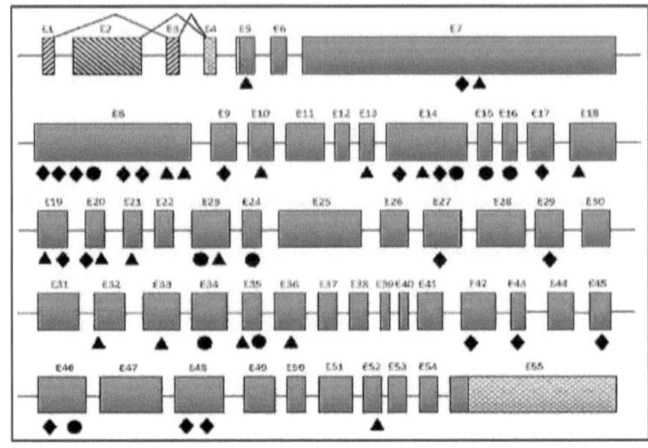

Figura 4: Composição do gene regulador do tráfego lisossómico [38].
(E:exon)

São observados graus de identidade semelhantes entre os genes CHS1 de humanos, ratos e vacas **[38]**. Estudos de ligação genética mostraram que o LYST está localizado num grupo de ligação conservado entre o cromossoma humano 1q42- q43 e a região Beige do cromossoma 13 do rato. O alelo mutante Beige foi a primeira mutação no gene murino LYST a surgir espontaneamente após a inserção do elemento LINE1 num intrão do gene murino Beige, produzindo um códão de paragem prematuro. Os ratinhos Beige num contexto C57BL/6J apresentam hipertrofia dos lisossomas e dos organelos relacionados com os lisossomas, hipopigmentação e imunodeficiência devido a uma citotoxicidade defeituosa dos LTc e NK **[1,23]**.

Outras espécies animais afectadas pela CHS permitiram identificar melhor as anomalias no gene LYST. Estas espécies incluem a vaca e o vison Aleutian **[1]**. A CHS felina foi observada pela primeira vez numa linhagem de gatos persas e, tal como nos ratos, a doença era autossómica recessiva e a apresentação sentinela era a hipopigmentação (**Figura 5**). funções dos neutrófilos e das plaquetas e anomalias na pigmentação auditiva e ocular. Os gatos afectados também têm fotofobia e íris amarelo-esverdeadas pálidas, em vez das íris acobreadas normais dos seus companheiros saudáveis **[60]**.

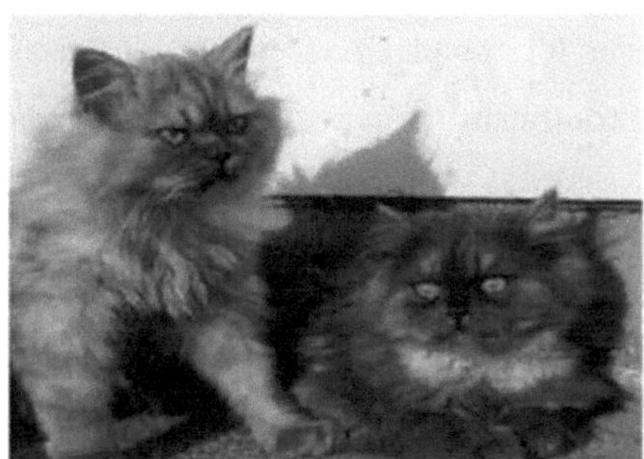

Figura 5: Síndrome de Chediak-Higashiche em gatos com 5 meses de idade[60] O gato afetado (à esquerda) tem um tom de pele mais claro (hipopigmentação) do que o seu companheiro não afetado (à direita).

Embora tenham sido estudados vários modelos animais de CHS, nenhum deles conseguiu imitar de forma consistente o fenótipo neurológico humano **[33]**.

5.2. Mutações responsáveis pela doença

Foram descritas muitas mutações no gene LYST na CHS, dada a sua grande dimensão. Até 2017, foram descritas 63 mutações CHS1/LYST, incluindo 31 substituições (20 sem sentido, 11 missense), 19 deleções, nove inserções e quatro sítios de emenda aceitadores **[6]**.Em 2020, as mutações no gene LYST atingiram 74. Estas incluem variantes missense e nonsense, bem como pequenas deleções e inserções na região codificadora que foram identificadas em todo o gene, particularmente nos domínios ARM/HEAT, BEACH e WD-40 **[15,41,42,62,63]**. A determinação da patogenicidade das novas variantes coloca problemas. As ferramentas de previsão bioinformática oferecem alguma orientação na determinação da patogenicidade, mas o fenótipo clínico também é importante na interpretação das variações moleculares **[1]**.

A maioria destas mutações são mutações sem sentido ou nulas e afectam os locais de splice, levando à ausência da proteína CHS1/LYST. Estas mutações de perda de função estão geralmente associadas à forma infantil grave da CHS, levando à morte se não for tratada. As formas mais atenuadas descritas com mutações missense codificam provavelmente uma proteína parcialmente funcional **[32,41]**.

Em 1996, Nagle et al. identificaram mutações em três doentes. No primeiro caso, uma deleção de uma única base no códon 489 causou terminação prematura no códon 566. No segundo, uma mutação no códon 1103, e no terceiro, uma duplicação de base única no códon 40 **[64]**.

Karim et al. definiram duas mutações frameshift adicionais, ou seja, uma inserção de base única no códon 633/634 com uma paragem prematura no códon 638 e uma deleção de base única no códon 3197 produzindo um códon de paragem prematura no 3258. Explicaram que todos os 3801 aminoácidos eram necessários para a função do gene LYST, uma vez que a última mutação resultou em sintomas clássicos graves de CHS **[65]**.

Em 1997, Barbosa et al. identificaram três mutações adicionais, nomeadamente uma substituição de uma única base no nucleótido 148 com uma paragem prematura no códão 50, uma substituição de uma única base no nucleótido 3085 resultando na terminação no códão 1029, e uma deleção de duas bases nos nucleótidos 3073/3074 com um códão de paragem prematura em 1030 **[66]**.

Consequentemente, a maioria das mutações observadas resultou numa deslocação do quadro de leitura com terminação prematura **[23]**.

Num estudo nacional de 15 doentes com CHS no Japão, foi efectuada uma análise do gene LYST em 10 casos. Foram detectadas sete mutações diferentes em sete doentes. Todas estas mutações eram mutações do tipo frameshift ou nonsense, resultando na perda de função da proteína LYST, e os restantes três doentes com diagnóstico clínico de CHS não apresentavam mutações no gene LYST **[28]**.Karimetal. relatou uma análise mutacional doLYST em 21 pacientes com CHS. Não foi encontrada qualquer mutação em dez doentes, mas foi encontrada uma mutação heterozigótica em quatro doentes. É possível que existam outros genes responsáveis, ou que a mutação esteja localizada nos intrões ou nas zonas de splicing em doentes sem mutações LYST detectadas

[67].

Se não for encontrada nenhuma mutação LYST, a CHS pode ser causada por disfunção de genes que desempenham um papel crucial na internalização de substâncias e no seu transporte para o compartimento de reciclagem endocítica perinuclear **[67]**.

Os quadros I e II apresentam as variantes LYST com as principais mutações descritas na literatura até ao ano 2022 para a forma adulta e infantil, bem como o efeito das anomalias na proteína LYST.

Tabela I: Mutações nos genes reguladores observadas na forma adulta da síndrome de Chediak-Higashi

Anomalia genética	Efeitos na proteína LYST	Referência
c.5784+5G >T	Receptor spliceosome	[68]
c.5996T >A	V1999D	[65]
c. 9827_9832del6pb	N3276_T3277del	[58]
c. 10127A>G	N3376S	[69]
c. 2413delG	E805fsX806	
c. 8428G>A	E2810K	[65]
c. 4274delT	L1425fsX1426	
c. 4361C>A	A1454D	
c.5061T >A	Y1687X	
c. 9925G>A	G3309S	[70]
c. 1507C>T	R503X	
c. 8583G>A	W2861X	[65]
c. 148C>T	R50X	[66]
c. 3944-3945insC	Q1847fsX1850	[52]
c. 575insT	L192FfsX6	[71]
c. 575_576insT	L192fsX197	[65]
c.961T >C	C258R	[72]
c.4189T >G	F1397V	[73]
c. 4688G>A	R1563H	[65]

c.:codingDNA;del:deletion;ins:insertion;X:codonstop;fsX:frameshift;o:opposite strand; bp: base pair; A: adenina; C: citosina; G: guanina; T: timina. Abreviaturas de aminoácidos : A: Alanina; R: Arginina; N: Asparagina; D: Aspartato ou ácido aspártico; C: Cisteína; E: Glutamato ou ácido glutâmico; Q: Glutamina; G: Glicina; L: Leucina; K: Lisina; F: Fenilalanina; S: Serina; T: Treonina; W: Triptofano; Y: Tirosina; V: Valina.

Quadro II: Mutações no gene regulador do tráfego lisossomal observadas na forma infantil da síndrome de Chediak-Higashi

Anomalia genética	Efeito na proteínaLYST	Referência
c.1467delG	E489fsX566	[64]
c.1899emA	K633fsX638	[67]
c.9590delA	Y3197fsX3258	
c.3085C>T	Q1029X	[66]
c.2620delT	F874fsX898	[74]
c.10395delA	K3465fsX3467	[65]
c.7060-7066del7pb	L2354fsX2369	[71]
c.7555delT	Y2519fsX2528	[75]
c.9106-9161del56pb	G3036fsX3051	
c.6078C>A	Y2026X	[65]
c.5004delA	G1668fsX1717	[71]
c.5519delC	S1840fsX1842	
c.11102G>T	E3668X	[76]
c.5506C>T	R1836X	[2]
c.7060-1G>A	Emenda do aceitador	[65]
c.10551_10552del2	Y3517X	
c.2374_2375delGA	D792fsX797	
c.4508C>G	S1483X	
c.2570C>G	S857C	
c.9930delT	F3310fsX3346	
c.1540C>T	R514X	[77]
c.9893delT	F3298fsX3304	
c.3622C>T	Q1208X	[78]
c.10445insCA	V3483fsX3516	[78]
Não especificado	R2403X	
c.5317delA	R1773fsX1785	[75]
c.9228ins10bp	K3077fsX3080	
c.118insG	A40fsX63	[79]
c.3073+3074delA	N1025fsX1030	[66]
c.2454delA	K818fsX823	[65]
c.3434-3435emA	H1145fsX1153	
c.4052C>G	S1351X	
c.3944-3945insC	T1315fsX1331	[52]
c.11196-1G>A	Emenda do aceitador	[65]
c.11362G>A	G3725R	[72]
c.925C>T	R309X	[80]

c.:codingDNA;del:deletion;ins:insertion;X:codonstop;fsX:frameshift;o:opposite strand; bp: base pair; A: adenina; C: citosina; G: guanina; T: timina. Abreviaturas de aminoácidos : A: Alanina; R: Arginina; N: Asparagina; D: Aspartato ou ácido aspártico; C: Cisteína; E: Glutamato ou ácido glutâmico; Q: Glutamina; G: Glicina; L: Leucina; K: Lisina; F: Fenilalanina; S: Serina; T: Treonina; W: Triptofano; Y: Tirosina; V: Valina.

5.3 Estudar a genética

A síndrome de Chediak-Higashi é uma doença genética rara que se transmite de forma autossómica recessiva. Consequentemente, os pais dos doentes podem ser heterozigóticos para a doença (ou seja, são portadores de um gene LYST anormal). Deve ser efectuado um teste de biologia molecular para verificar o estatuto de portador dos pais, e os irmãos dos casos diagnosticados devem ser rapidamente avaliados. Isto permitirá que o transplante seja efectuado antes de se desenvolverem complicações, particularmente a fase acelerada **[11,81]**.

Podem ser realizados testes genéticos para avaliar o estado das crianças se forem conhecidas variantes patogénicas específicas da família. Além disso, pode ser efectuada uma análise ao sangue periférico para detetar a presença de inclusões nos glóbulos brancos **[82]**.

A melhor altura para determinar o risco genético e o estatuto de portador é antes de qualquer gravidez. O diagnóstico genético pré-implantação é também uma opção para as pessoas cujos genes patogénicos da LYST tenham sido identificados. As opções de banco de ADN também devem ser oferecidas aos doentes, sendo o ADN extraído, normalmente dos glóbulos brancos, armazenado para utilização futura. É possível que os testes e a compreensão dos genes venham a melhorar no futuro **[82]**.

5.4. Correlação genótipo-fenótipo

Os estudos têm sugerido uma correlação entre o tipo de mutação e o fenótipo clínico. Os doentes com mutações que resultam em proteínas truncadas e/ou com perda de função (devido a mutações nonsense ou frameshifts) são geralmente sintomáticos numa fase precoce da vida, com doença altamente letal. Por outro lado, as formas mais tardias e/ou mais ligeiras são observadas principalmente em doentes com mutações missense ou splice-site **[33,83]**.

No entanto, outros estudos vão no sentido contrário. Os doentes com mutações que truncam a proteína têm apresentado fenótipos ligeiros, manifestando-se na idade adulta **[12,83]**.

Além disso, Kaya et al relataram os casos de dois irmãos que eram portadores de mutações idênticas, mas que apresentavam gravidades clínicas muito diferentes. Esta descoberta sugere que a correlação genótipo-fenótipo nem sempre é verdadeira. São necessários mais estudos para caraterizar melhor a base molecular da heterogeneidade fenotípica na CHS. É provável que outros factores possam atuar para modular o fenótipo, como os marcadores epigenéticos, outros genes envolvidos e diferentes exposições a agentes patogénicos **[83]**.

Além disso, a comparação da função citotóxica das NK em doentes com CHS com mutações encontradas nos domínios ARM/HEAT ou BEACH do LYST não revelou qualquer correlação entre o grau de citotoxicidade das NK e a posição das mutações, mas esta última correlacionou-se positivamente com o tamanho e o número de grânulos líticos nas células NK **[1]**.

As variantes patogénicas do domínio ARM/HEAT resultaram num número reduzido de grânulos líticos, mas em grânulos claramente aumentados, capazes de migrar para a sinapse imunológica, mas incapazes de se fundirem com a membrana plasmática. Em contrapartida, as variantes patogénicas do domínio BEACH conduzem a grânulos normais ou ligeiramente aumentados que alteraram a polarização da sinapse imunológica. Em ambos os casos, a exocitose dos grânulos líticos é prejudicada, com uma citotoxicidade significativamente reduzida **[30]**. Notamos que a correlação genótipo-fenótipo no gene LYST pode também desempenhar um papel na determinação de certas predilecções para tipos específicos de deficiência neurológica **[7,59]**.

Existe uma correlação genótipo-fenótipo nos dois modelos de ratinho da CHS. O ratinho bege reflecte de perto a forma clássica da CHS, com diluição dos pigmentos, grânulos aumentados em vários tipos de células, incluindo leucócitos, e disfunção dos granulócitos, mas sem manifestações neurológicas. O segundo modelo de ratinho, LystIng3618/LystIng3618, criado por mutagénese, é homozigótico para uma mutação missense. Este modelo apresenta um fenótipo neurológico predominante com diluição pigmentar atenuada, mas sem defeitos imunológicos. Por conseguinte, recapitula mais fielmente o fenótipo da forma atípica. Infelizmente, no caso da CHS humana, não foi estabelecida uma correlação específica entre os tipos de mutação e o fenótipo neurológico **[7,59]**.

6. SINAIS CLÍNICOS

As caraterísticas da CHS incluem albinismo oculocutâneo parcial, tendência para hemorragias, infecções recorrentes e neurodegeneração **[1]**.

No entanto, as infecções precoces podem desaparecer e não serem mencionadas pelo doente ou pelos familiares. A hemorragia é geralmente benigna e também pode ser facilmente ignorada. Finalmente, o albinismo é parcial e pode ser muito ligeiro ou limitado à pele, cabelo, íris ou retina **[83]**.

6.1. Albinismo

Em termos gerais, existem três formas principais de albinismo: o albinismo oculocutâneo (do qual existem sete subtipos), o albinismo ocular ligado ao X (AO1) e o albinismo sindrómico (síndrome de Hermansky-Pudlak e síndrome de Chediak-Higashi). Estas formas sindrómicas são acompanhadas por fenótipos cutâneos e oculares variáveis e sintomas adicionais, como anomalias da hemostase, predisposição para infecções e deficiência intelectual **[55,62,84,85]**.

O albinismo oculocutâneo parcial é uma caraterística importante da CHS, mas o grau de diluição do pigmento varia e pode estar presente normalmente, parcialmente ou ausente, e pode envolver a pele, o cabelo e/ou os olhos **[15,86]**.

A apresentação clínica da CHS é geralmente uma combinação de pele clara, cabelo prateado e fotossensibilidade variável, para além de infecções **[12]**.

O albinismo cutâneo caracteriza-se pela hipopigmentação da pele e do pelo. Os melanócitos estão presentes nas camadas profundas da epiderme e dos folículos pilosos, mas não produzem melanina, ou apenas em quantidades limitadas **[84]**.

O cabelo pode ser louro, cinzento ou branco e distingue-se muitas vezes por um brilho prateado ou metálico, frequentemente observado nas formas clássicas da doença (**Figura 6**) **[6,15]**. Os cabelos prateados e brancos são sinais clínicos que requerem sempre um exame médico **[27]**. Para além da diluição dos pigmentos da pele e do cabelo, o albinismo ocular pode ser subtil, particularmente em pessoas com pigmentação escura da íris **[87]**. Este albinismo ocular caracteriza-se por nistagmo horizontal ou rotacional, hipopigmentação da íris com transiluminação visível ao exame (**Figura 7**), despigmentação da retina com transparência macular variável, hipoplasia da fóvea e do nervo ótico, estrabismo, redução variável da acuidade visual e fotofobia. Estes defeitos podem ser agravados por astigmatismo, hipermetropia ou miopia **[15]**.

Outrora considerado um critério essencial para o diagnóstico clínico, sabe-se atualmente que alguns indivíduos não apresentam sinais de albinismo oculocutâneo **[1]**.

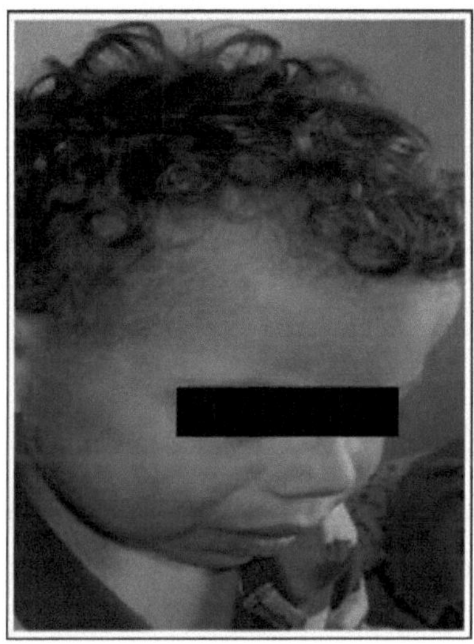

Figura 6: Criança de dois anos com síndroma de Chediak-Higashi com cabelo louro e hipopigmentação da pele [88].

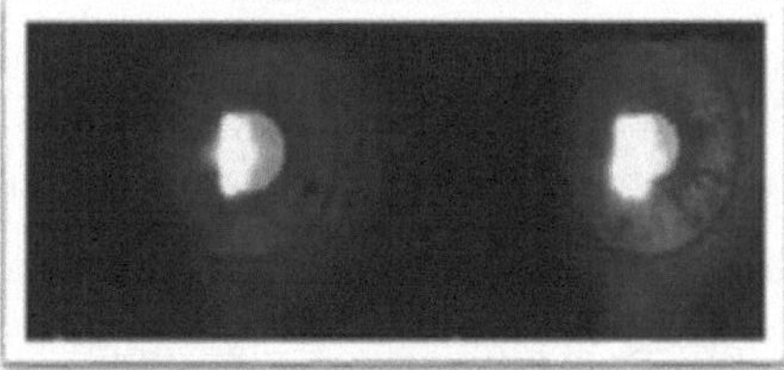

Figura7:Imagem de um doente com síndroma de Chediak-Higash mostrando transiluminação da íris [1].

6.2. Imunodeficiência e infecções recorrentes

As pessoas com CHS sofrem de infecções recorrentes e muitas vezes graves, que começam geralmente na primeira infância. As infecções cutâneas e as infecções do trato respiratório superior são as mais comuns. Na maioria das vezes, são de origem bacteriana e fúngica. As espécies estafilocócicas e estreptocócicas (pneumocócicas e beta-hemolíticas) são as mais frequentemente isoladas destes locais de infeção **[6,54,89]**.

Os doentes com doença atípica podem não apresentar sintomas de infecções invulgares ou graves. Recentemente, a periodontite foi identificada como um indicador importante de disfunção imunitária na CHS e pode ajudar a fazer um diagnóstico correto. Estudos anteriores observaram que os seres humanos e os animais (por exemplo, martas, ratos, bovinos e gatos) com CHS são mais susceptíveis de desenvolver periodontite agressiva, que normalmente não responde à remoção mecânica do biofilme bacteriano oral e/ou aos antibióticos **[57]**.

Os resultados de um estudo sugerem que os doentes com CHS clássica que receberam um enxerto e os doentes com CHS atípica têm menos probabilidades de desenvolver periodontite agressiva em comparação com os doentes com CHS clássica que nunca receberam um enxerto **[57]**.

A presença de infecções recorrentes numa criança com a forma clássica deve levantar suspeitas, especialmente se houver uma história familiar **[25]**.

6.3. Manifestações hemorrágicas

Devido à complexidade da biogénese dos grânulos densos das plaquetas, os defeitos nestes grânulos são altamente heterogéneos. As formas isoladas podem ser distinguidas das formas sindrómicas. Estas últimas são mais fáceis de reconhecer clinicamente devido à presença de outros sinais como o albinismo oculocutâneo e deficiências imunitárias associadas a uma função plaquetária anormal **[90,91]**.

Foram descritos vários tipos de hemorragia na CHS, tais como epistaxis, hemorragias gengivais e hematomas. São subtis e geralmente não requerem intervenção médica **[6,15]**.

No entanto, no contexto de trauma ou cirurgia, a disfunção plaquetária pode contribuir para uma hemorragia prolongada. Além disso, na presença de trombocitopenia associada à fase acelerada, o risco de hemorragia é acentuado **[1,92]**.

6.4. Manifestações neurológicas

Cerca de 50% dos casos desenvolvem manifestações neurológicas **[11]**. Estas são quase constantes nos doentes que sobrevivem o tempo suficiente **[7,93]**.

Apesar dos progressos registados na melhoria da sobrevivência e no tratamento das caraterísticas centrais da CHS, tem-se observado uma deterioração neurológica nos doentes adultos com CHS **[94]**.

As manifestações neurológicas centrais mais comuns durante o curso da CHS incluem declínio cognitivo progressivo, deficiência intelectual, acidente vascular cerebral, convulsões, coma, parkinsonismo e ataxia cerebelar. As manifestações do sistema nervoso periférico (SNP) incluem neuropatia periférica, amiotrofia e ausência de reflexos tendinosos profundos **[7,15,83]**. Para além disso, um fenótipo de paraplegia espástica foi raramente descrito na CHS **[95]**. Um estudo de uma coorte de doentes com CHS clássica e atípica mostrou que, em muitos casos, as manifestações do sistema nervoso central (SNC) parecem preceder os sinais clínicos da neuropatia periférica. A neuropatia periférica manifesta-se geralmente na segunda ou terceira década de vida **[7]**.

A doença neurológica tem componentes de desenvolvimento e degenerativos. As crianças podem apresentar dificuldades de aprendizagem e anomalias comportamentais no início da idade escolar. No final da adolescência e no início da idade adulta, os doentes começam a apresentar degenerescência progressiva, incluindo ausência de reflexos tendinosos profundos, sinais de disfunção cerebelar, neuropatia periférica, neuropatia dependente do comprimento, anomalias neurogénicas difusas, fraqueza, espasticidade ou sintomas parkinsonianos **[1]**. Estas alterações devem-se à progressão da doença a longo prazo, apesar do sucesso do transplante de células estaminais hematopoiéticas **[96]**.

As análises longitudinais sugerem que há poucos indícios de declínio cognitivo em doentes adultos com CHS ao longo de vários anos, mas estas deficiências podem ser exacerbadas em doentes adultos com uma forma clássica que já tenham recebido um transplante. Os doentes pediátricos com CHS que já receberam um transplante tiveram resultados médios, mas são necessárias análises de acompanhamento a longo prazo para elucidar a trajetória da cognição nesta doença **[94]**.

Além disso, o facto de apenas os receptores de transplante de medula óssea (TMO) adultos desenvolverem neuropatia e não as crianças TMO, sugere que a neuropatia está relacionada com um processo degenerativo e não com regimes de condicionamento com agentes administrados antes do TMO na infância **[7]**.

Ao contrário de outras caraterísticas clínicas, a doença neurológica não permite fazer uma distinção entre fenótipos clássicos e fenótipos mais atípicos. No entanto, em pessoas com fenótipos atípicos, as caraterísticas neurológicas podem dominar o quadro clínico, enquanto as caraterísticas hematológicas e imunológicas são mais ténues **[1].**

Apesar de os relatos de casos incluírem frequentemente uma discussão sobre deficiências na cognição e no funcionamento diário, a maioria não baseia estes resultados em testes neuropsicológicos formais, mas sim no desempenho académico ou na capacidade de trabalho. Para além disso, as amostras relativamente pequenas destes estudos, combinadas com a falta de dados neuropsicológicos longitudinais, tornam estes estudos difíceis de generalizar **[94]**. Outros factores, como o parentesco consanguíneo e o facto de um doente ter ou não recebido um transplante de medula óssea, podem ser tidos em conta e afetar a cognição, o que contribui ainda mais para a incapacidade de generalizar os resultados dos relatórios de casos a outros doentes e também impede que o impacto da doença na cognição seja isolado. É evidente que a apresentação cognitiva dos adultos afectados é variável, mas nenhum estudo avaliou sistematicamente o fenótipo neuropsicológico da doença **[94]**.

Infelizmente, não existe tratamento para a componente neurológica da CHS. Uma forma de descobrir potenciais tratamentos para a componente neurodegenerativa da CHS é através da genética de ratinhos. Tal como nos seres humanos, os ratinhos com mutações no gene LYST também podem desenvolver défices neurológicos progressivos **[59]**.

6.5. Caraterísticas clínicas específicas da fase acelerada

A fase acelerada, também conhecida como LHH, é a principal causa de morte na CHS. Ocorre em 85% dos doentes e pode ocorrer em qualquer idade **[1,97-101]**. Os doentes com uma forma clássica parecem ter um risco mais elevado de desenvolver uma fase acelerada, embora tenham sido relatadas excepções com indivíduos com formas atípicas que aceleram **[33,34,102,103]**.

Embora os factores que desencadeiam esta fase permaneçam pouco claros, infecções como a infeção pelo vírus Epstein-Barr (EBV) e a ausência de função das células NK favorecem o seu desenvolvimento **[25]**. O diagnóstico de LHH deve basear-se em critérios clínicos e biológicos [1,101]. De acordo com as diretrizes de 2004 de Henter et al, os critérios clínicos incluem febre e esplenomegalia (**Figura 8**). Para além disso, existem outros sinais sugestivos, tais como erupção cutânea, iterícia, edema, derrames pleurais ou pericárdicos **[1]**. Foram também descritos episódios semelhantes a AVC, défices cognitivos, miosite, ataxia e hipotonia, quase sempre no decurso da HHH em casos de CHS **[83]**.

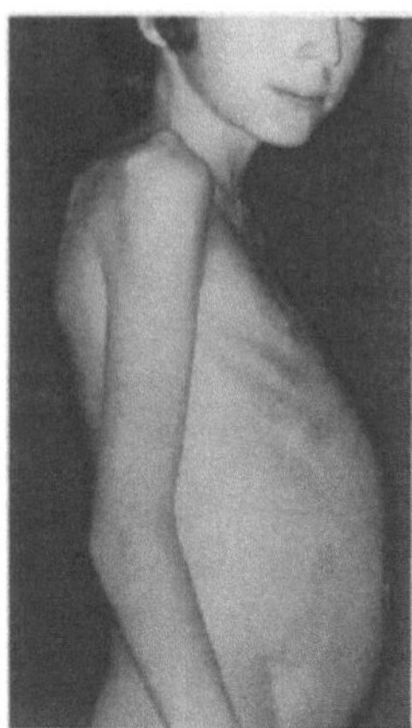

Figura 8: Doente na fase acelerada da síndrome de Chediak-Higashi com perda de peso acentuada e hepatoesplenomegalia [104].

7. DIAGNÓSTICO BIOLÓGICO

A suspeita clínica é confirmada pela avaliação laboratorial, em particular os resultados hematológicos **[26]**.

7.1. Diagnóstico hematológico

7.1.1. Contagem sanguínea

Na CHS, podem estar presentes anemia, trombocitopenia e/ou leuconeutropenia **[1]**. Além disso, as anomalias das plaquetas e dos leucócitos, observadas em esfregaços de sangue corados com MGG ou por microscopia eletrónica, podem muitas vezes levar a um diagnóstico graças à demonstração de inclusões específicas (**figuras 9, 10 e 11**), provavelmente derivadas de uma fusão anormal entre grânulos **[15,26,40,82,91,102,105]**.

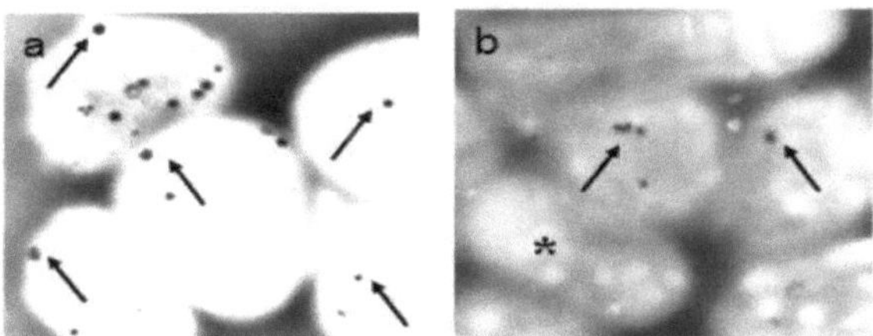

Figura 9: Microscopia eletrónica de plaquetas mostrando vários anticorpos densos em plaquetas de controlo (a), plaquetas sem anticorpos densos e outras com alguns grânulos irregulares densos no doente com síndrome de Chediak-Higashi (b) [30].

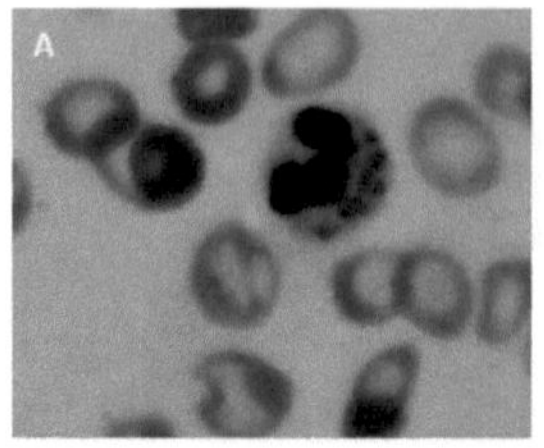

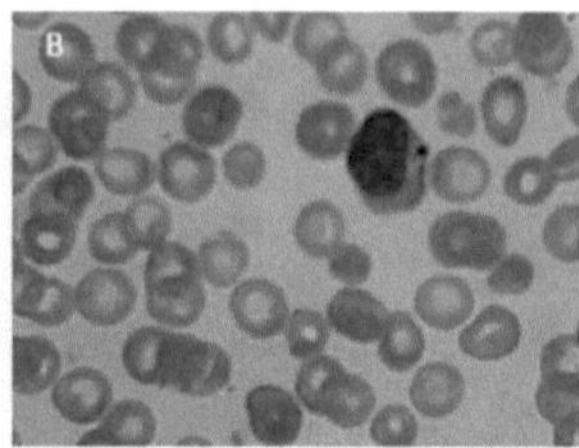

Figura 10 A): Inclusões intracitoplasmáticas numa célula polinuclear neutrofílica num doente com Síndrome de Chediak-Higashi;B):Inclusões intracitoplasmáticas num linfócito num doente com Síndrome de Chediak-Higashi [59].

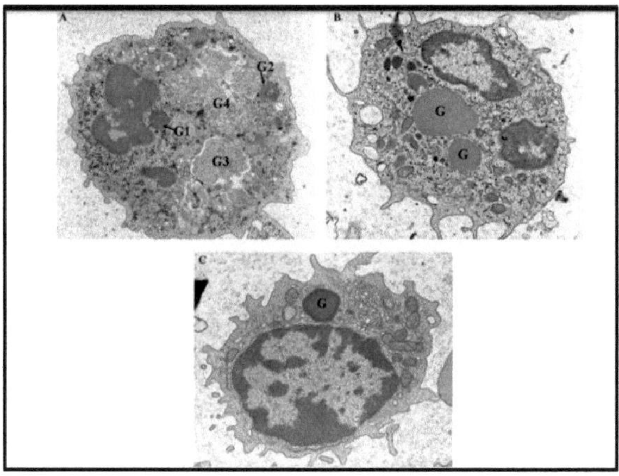

Figura 11: Micrografias electrónicas de leucócitos[77].

A) Secção definida de um núcleo nuclear neutrofílico (NNN) numa amostra de sangue de um doente com CHS. O citoplasma está repleto de organelos de tamanho normal, bem como de lisossomas gigantes. Dois dos grandes grânulos (G1, G2) estão intactos, outro (G3) está a começar a desintegrar-se e um quarto (G4) transformou-se num vacúolo autofágico.

B) Secção fina de um monócito do sangue do mesmo doente. (pequenos grânulos e dois grânulos gigantes (G) estão presentes no citoplasma.

C) Secção fina de um linfócito do sangue do mesmo doente. Um grânulo gigante (G) está presente no citoplasma.

Estes grânulos são observados em granulócitos, linfócitos e raramente em monócitos em esfregaços corados com MGG (May-Grünwald Giemsa), mas em certos casos atípicos, a presença destes grânulos gigantes pode ser subtil **[7,26,35,58,87,106,107]**. É também de salientar que nas leucemias agudas, e raramente nas leucemias mielóides crónicas e nos síndromes mielodisplásicos, tem sido observada a presença de inclusões citoplasmáticas gigantes nos mieloblastos ou noutros precursores mielóides, semelhantes às observadas na CHS, daí a designação: grânulos pseudo-Chediak-Higashi **[10,25,108-111]**.

7.1.2. Mielograma

Caracteriza-se pela presença de inclusões citoplasmáticas anormais em linfócitos, células polimorfonucleares e precursores da medula óssea (**Figura 12**) **[26]**. Estudos ultra-estruturais mostram que os grânulos contêm lisossomas gigantes e estruturas fibrilares nas células mielóides **[96]**.

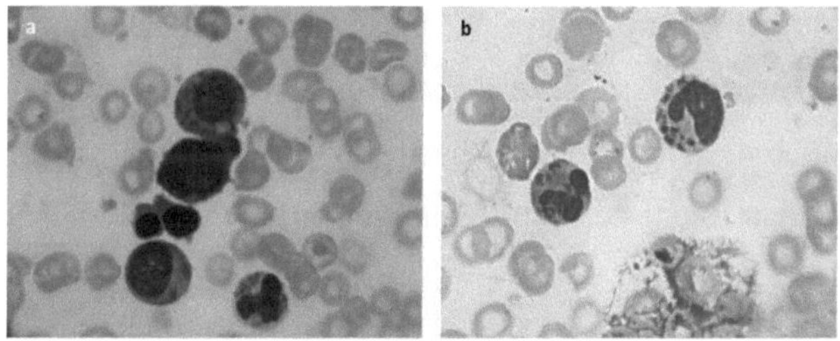

Figura12:Inclusões intracitoplasmáticas anormais em precursores granulares e neutrófilos, caraterísticas da síndrome de Chediak-Higashi num esfregaço de medula óssea corado com May-Grünwald Giemsa de um doente de nove meses de idade [112].

O mielograma também deve ser examinado para detetar a presença de hemofagocitose caraterística da transição para a fase acelerada **[1]**.

7.2. Exame anatomopatológico

O exame microscópico revela inclusões citoplasmáticas em fibroblastos, neurónios, astrócitos, epitélio do plexo coroide, células de Schwann e células endoteliais dos vasos sanguíneos, bem como alterações degenerativas nos axónios e nas bainhas de mielina. Também foram observadas alterações degenerativas nos axónios e nas bainhas de mielina **[96,105]**. Os modelos de ratinhos com CHS mostram uma acumulação neuronal de lisossomas gigantes e inclusões intra-citoplasmáticas nas células de Purkinje do cerebelo e do córtex motor **[96]**.

O exame microscópico do cabelo pode também revelar grânulos de melanina aglomerados, maiores do que os observados no cabelo normal (**Figura 13**) **[96,113]**. No entanto, o exame da pele pode ser um estudo complementar útil nos casos em que a distribuição dos pigmentos na haste capilar não apoia o diagnóstico **[87]**. De facto, mostra melanossomas gigantes em queratinócitos e melanócitos, que podem ser usados como uma ferramenta laboratorial para o diagnóstico diferencial com outros distúrbios de albinismo parcial **[96]**. Seria interessante efetuar este teste em doentes com pele clara e cabelo louro **[87,114]**.

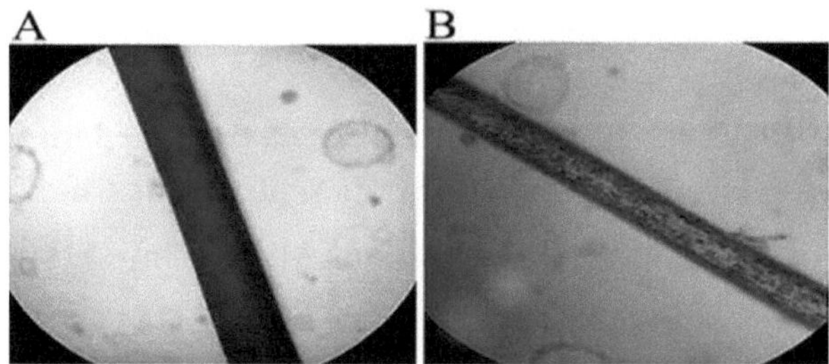

Figura 13: Aspeto microscópico do pelo: anormal; B: na síndrome de Chediak-Higashi [6].

7.3. Diagnóstico pré-natal

Uma vez que a doença é autossómica recessiva, recomenda-se que os pais do doente sejam rastreados através do exame de esfregaços de sangue e esfregaços de medula óssea. O diagnóstico pré-natal é possível através do estudo dos lisossomas nas células do líquido amniótico e dos leucócitos no sangue fetal **[11]**.

7.4. Diagnóstico biológico da fase acelerada Esta fase deve-se à estimulação adequada dos macrófagos na medula óssea e nos órgãos linfóides, levando à fagocitose das células sanguíneas (**Figura 14**) e à produção de um grande número de citocinas pró-inflamatórias **[15,34,98,115-117]**.

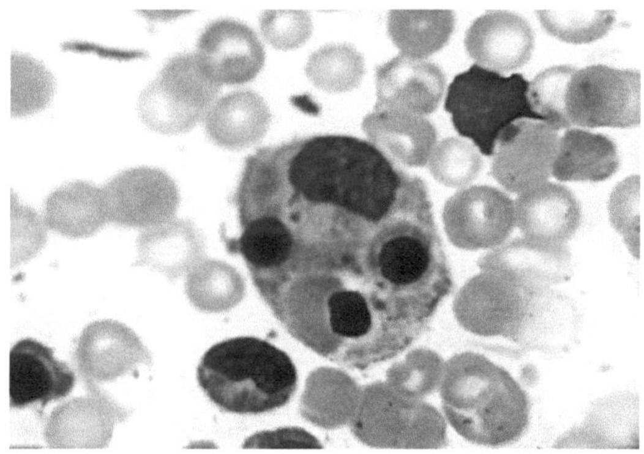

Figura 14: Célula hemofagocítica no esfregaço de medula óssea durante a fase acelerada da síndrome de Chediak-Higashi [112].

De acordo com as diretrizes de 2004 de Henter et al, os sinais biológicos de LHH incluem citopenias que afectam duas ou três linhagens celulares (hemoglobina < 90g/L; plaquetas < 100G/L; neutrófilos < 1G/L), hipertrigliceridemia > 3 mmol/L e/ou hipofibrinogenemia <1.5g/L, hemofagocitose, baixa atividade das células NK, hiperferritinemia >500g/L e níveis elevados de recetor solúvel de interleucina-2 (sCD25 >2400U/mL) **[1]**. Podem estar presentes hipoproteinemia, hiponatremia, elevação das transaminases e da desidrogenase láctica. Também se observa infiltração linfo-histiocítica difusa no fígado, baço, medula óssea, nódulos linfáticos e sistema nervoso central **[1]**. Os níveis de imunoglobulina e de complemento são normalmente normais **[96]**.

8. NEUROIMAGEM

Os sinais neurológicos podem ser a razão pela qual estes doentes procuram assistência médica **[83]**. A imagiologia cerebral não é inicialmente reveladora, mas com o tempo pode desenvolver-se atrofia cerebelar e/ou cerebral **[1]**.

Estes sinais estão principalmente associados ao envolvimento das fossas posteriores. A neuroimagem mostra infiltração celular septomeníngea e perivascular com granulomas microscópicos dispersos e nódulos microgliais no tronco cerebral, cerebelo, medula espinal e nervos periféricos **[96]**.

Curiosamente, na RM (Imagem por Ressonância Magnética), a fossa posterior mostra variabilidade estrutural com um tentório agudo, apoiando a teoria de que o desenvolvimento da fossa posterior está afetado (**Figura 15**) **[1]**.

Apenas um pequeno número de estudos de neuroimagem da síndrome de Chédiak-Higashi foi documentado, e as caraterísticas da RM cerebral relatadas são poucas, inconsistentes e extremamente variáveis. Um caso relatado durante a fase acelerada da doença mostrou lesões supra e infratentoriais com envolvimento significativo do tronco cerebral e do cerebelo **[96]**.

Herman e Lee descreveram massas supratentoriais semelhantes a neoplasias, com realce pelo meio de contraste, predominantemente na substância branca frontal esquerda, com efeito de massa, num rapaz de 4 anos de idade que tinha apresentado fraqueza do lado direito, letargia e febre durante várias semanas durante a fase acelerada da doença. Foi demonstrado um aumento da intensidade do sinal T2 sem realce pelo contraste nas regiões periventricular e da coroa radiada numa rapariga de 10 anos de idade, 4 meses após o início de fraqueza aguda nas extremidades inferiores, com subsequente progressão para o tronco e membros superiores. Foi descrita atrofia cerebelar numa mulher de 20 anos, vários meses após o início de tremores nos membros superiores, língua e mandíbula. Neuro Imagens semelhantes foram registadas em doentes com linfohistiocitose hemofagocítica familiar. As observações são inespecíficas **[96]**.

De acordo com Rego et al, podem ser identificados três padrões principais de envolvimento parenquimatoso: difuso, focal e misto difuso/focal. A atrofia cerebral na altura do diagnóstico foi um achado comum **[96]**.

Nos doentes com CHS, os sistemas central e periférico podem apresentar graus variáveis de infiltração por linfócitos e histiócitos: a infiltração celular pode ser encontrada nas leptomeninges, nos plexos coróides, nos vasos sanguíneos intraprenchymal, particularmente nas vénulas, e nas raízes dos nervos cranianos e espinais. Menos frequentemente, agregados focais de histiócitos e linfócitos podem dar origem a granulomas microscópicos dispersos ou a nódulos microgliais **[96]**.

A neuroimagem desempenha um papel vital na avaliação das alterações do SNC na PA, particularmente nas formas atípicas em que os sinais caraterísticos, como a febre e a hepatoesplenomegalia, podem estar ausentes. Como a reativação durante o tratamento é frequente, a neuroimagem é essencial para o acompanhamento **[96]**.

Num doente do norte da Finlândia, cujo diagnóstico de CHS foi confirmado aos 2 anos de idade, foi realizada uma OMT alogénica pouco depois do diagnóstico. Aos 30 anos de idade, a RMN mostrou atrofia cerebral e cerebelar global, bem como uma diminuição do volume do corpo caloso posterior. Os ventrículos laterais estavam também dilatados, sem evidência de hidrocefalia. Não eram evidentes anomalias na medula espinal (**Figura 16**) **[93]**.

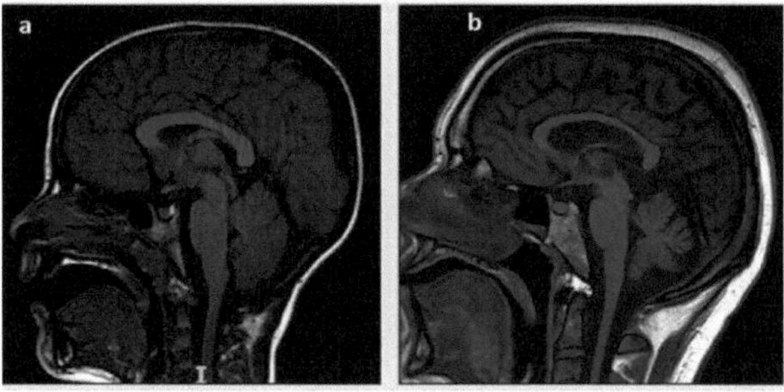

Figura 15: Imagem de ressonância magnética mostrando atrofia da fossa posterior numa criança (a) e atrofia cerebelar e cerebral num adulto (b) [1].

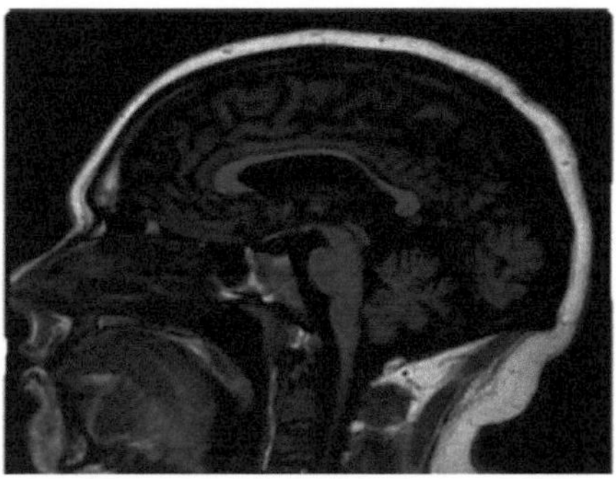

Figura 16: Imagem de ressonância magnética que mostra uma atrofia cerebral e cerebelar global e uma diminuição do volume do corpo caloso posterior [93].

9. DIAGNÓSTICO DIFERENCIAL

Tal como a CHS, outras doenças genéticas estão associadas ao albinismo oculocutâneo. No entanto, as grandes inclusões patogénicas da doença de Chediak-Higashi estão ausentes. Para além disso, o diagnóstico deve combinar todos os componentes clínicos, biológicos, histológicos e genéticos **[40,42]**.

O diagnóstico diferencial inclui a síndrome de Griscelli (GS) e a síndrome de Elejalde, que se caracterizam por cabelo prateado, anomalias pigmentares e disfunção do sistema nervoso central. A microscopia do cabelo pode ajudar no diagnóstico: na CHS, mostra agregados de melanina de diâmetro regular distribuídos uniformemente, enquanto na síndrome de Griscelli, os grânulos de melanina são grandes e encontram-se principalmente na área medular **[25]**. A distribuição do pigmento na pele dos doentes com CHS e GS correlaciona-se com a observada no cabelo. Por conseguinte, a biopsia da pele pode ser um estudo complementar útil nos casos em que a pigmentação do fio de cabelo não foi observada **[87]**.

Por outro lado, apenas a CHS e a síndrome de Griscelli tipo 2 (GS2) foram descritas como causadoras de HHL. Um achado fundamental na diferenciação destas duas entidades é a ausência de grânulos citoplasmáticos gigantes no G2S. Pensava-se que as manifestações neurológicas eram pouco frequentes na G2S, mas, de facto, estão descritas em 67% dos doentes. As convulsões e as paralisias dos nervos cranianos são as anomalias mais comuns **[83]**.

A síndrome de Elejalde tem uma função imunológica normal e a microscopia capilar revela agregados de melanina pequenos e grandes, irregularmente distribuídos **[6]**. A síndrome de Hermansky-Pudlak (HPS) também deve ser considerada no diagnóstico diferencial, uma vez que está associada a albinismo oculocutâneo, deficiência do pool de armazenamento de plaquetas e, em alguns subtipos, imunodeficiência **[6]**.

O fator de diferenciação é que a SG e a SHP não têm grânulos anormais nos neutrófilos **[1]**.

A síndrome de Cross também se caracteriza por hipopigmentação, envolvimento do SNC, como atraso no desenvolvimento e anomalias oculares. A síndrome de deficiência do adaptador endossómico p14 inclui baixa estatura, albinismo parcial, neutropenia congénita e deficiência linfoide. Os neutrófilos têm grânulos azurófilos e funções microbicidas anormais dos fagossomas, o que contrasta com a s inclusões gigantes observadas nos neutrófilos da CHS **[1,15]**.

A linfohistiocitose hemofagocítica familiar (FHHL) é uma doença autossómica recessiva causada pela mutação de um de cinco genes [FHL1-FHL5] correspondentes aos cinco subtipos da doença. Os sintomas incluem febre prolongada, hepatoesplenomegalia e anomalias neurológicas. A doença manifesta-se nos primeiros meses ou no útero. Os sintomas também podem aparecer mais tarde na infância ou na idade adulta **[1,15]**.

10. GESTÃO TERAPÊUTICA

O tratamento da CHS pode ser classificado da seguinte forma: tratamento sintomático das complicações associadas à doença (cutâneas, infecciosas, hemorrágicas, neurológicas, etc.), tratamento da fase acelerada ou LHH e transplante de células estaminais hematopoiéticas (HSCT). O TCTH foi reconhecido como o tratamento mais eficaz para as deficiências hematológicas e imunitárias causadas pela CHS, mas não pode melhorar a disfunção neurológica. O diagnóstico rápido da CHS facilita a intervenção terapêutica precoce antes do desenvolvimento de LHH, evitando assim danos permanentes causados pela infiltração linfocítica de órgãos vitais **[7]**.

10.1. Tratamento sintomático

Para gerir os sinais de albinismo oculocutâneo, devem ser usados óculos de sol para proteger os olhos sensíveis dos raios UV e pòde ser efectuada uma correção do erro refrativo para melhorar a acuidade visual. Além disso, as pessoas devem aplicar protetor solar para prevenir o cancro da pele e os danos causados pelo sol. O grau de proteção depende da gravidade da hipopigmentação **[15]**.

Para gerir as complicações infecciosas, o doente deve ser protegido, tanto quanto possível, da exposição a agentes infecciosos e devem ser administradas as vacinas adequadas. No caso de infecções bacterianas, é essencial a utilização rápida e intensiva de antibióticos. No entanto, a utilização de profilaxia antibiótica generalizada antes de procedimentos dentários ou invasivos é controversa, mas deve ser considerada em pessoas com sistemas imunitários comprometidos e neutropenia **[15]**.

Foram propostos outros modos de tratamento, incluindo a administração de vitamina C durante a fase estável para normalizar a atividade bactericida dos neutrófilos e metilprednisolona em doses elevadas, com ou sem esplenectomia **[118,119]**. As infecções orais podem apresentar um risco acrescido de infeção sistémica em doentes imunocomprometidos, daí a importância de cuidados dentários regulares para controlar ou prevenir infecções **[120]**. No que diz respeito ao tratamento de complicações hemorrágicas, pode ser necessária uma transfusão de plaquetas em caso de traumatismo grave ou hemorragia importante. Antes de qualquer procedimento invasivo, deve ser administrada desmopressina por via intravenosa durante 30 minutos para ajudar a controlar a hemorragia. Os anti-inflamatórios não esteróides também devem ser evitados, uma vez que podem exacerbar as tendências hemorrágicas **[15]**. Atualmente, não existe uma terapia específica eficaz para aliviar os danos permanentes no sistema nervoso na CHS. Com exceção de um caso em que a prednisolona foi utilizada para tratar a neuropatia periférica. A reabilitação global e as ortóteses podem trazer benefícios substanciais às pessoas com envolvimento significativo do sistema nervoso periférico e há uma resposta sintomática à L-Dopa nos doentes com parkinsonismo **[7]**. Como os sintomas são de natureza progressiva, a reabilitação deve ser iniciada nos doentes idosos o mais cedo possível no decurso da doença **[15]**. Em geral, as manifestações do SNP são menos debilitantes do que as do SNC, mas podem constituir um método prático de monitorização de futuros tratamentos **[7]**. Embora a maioria dos sobreviventes de início precoce necessite de apoio especial para a aprendizagem e a educação, o plano de educação especial deve basear-se num exame neuropsicológico e neuropsiquiátrico pormenorizado. As dificuldades de aprendizagem destas crianças podem estar associadas a deficiências visuais que são raras na população em geral e exigem estratégias de reabilitação específicas. Além disso, os problemas (neuro)psiquiátricos não estão necessariamente presentes **[93]**.

10.2. Aloenxerto de células estaminais hematopoiéticas

O teste genético é necessário para o diagnóstico e para o transplante alogénico de células estaminais hematopoiéticas (HSCT), que é o único tratamento curativo para a CHS **[1,6,121,122]**.

Nos doentes com a forma clássica da CHS, este tratamento corrige os defeitos imunitários e hematológicos ligados ao transporte lisossómico, pode prevenir a LHH ou a "fase acelerada" e permite a sobrevivência até à idade adulta, reduzindo consideravelmente as complicações infecciosas da doença. Deve ser efectuada assim que o diagnóstico é estabelecido, antes do desenvolvimento da fase acelerada, mas o momento ideal não é conhecido, dada a heterogeneidade da expressão da doença. Se os sinais de fase acelerada forem evidentes, a hemofagocitose deve entrar em remissão antes do transplante **[1,7,12,15]**.

Num relatório da Eapen, nove doentes com CHS que receberam TCTH alogénico morreram precocemente, seis dos quais tinham doença persistente e receberam transplante de AP **[89]**. Foi demonstrado que o sucesso do transplante é mais comum em pessoas cujos dadores eram compatíveis com o sistema HLA **[7]**. No entanto, a alternativa de transplante a partir de um dador não compatível pode ser proposta como uma opção válida na ausência de um dador compatível na família **[93,123-125]**.

O TCTH aumentou a taxa de sobrevivência global a 5 anos para mais de 50%. No entanto, não parece impedir o processo neurodegenerativo associado a esta doença. De facto, tal como os doentes com a forma atípica, os doentes com a forma clássica de CHS que receberam o TCTH desenvolvem mais tarde complicações neurológicas semelhantes no SNP e no SNC **[7]**.

Tardieu relatou três doentes que sobreviveram durante 20 anos após um transplante de células estaminais hematopoiéticas. Estes casos apresentavam sintomas progressivamente graves do sistema nervoso central, incluindo anomalias do equilíbrio, tremores, défice intelectual, demência, neuropatia periférica e atrofia cerebelar **[6,104]**. Também foram publicados dados na Índia por Uppuluri et al. em 2017 sobre crianças submetidas a TCTH haplo-idêntico com ciclofosfamida pós-transplante, com sobrevivência em 6 de 8 crianças da sua coorte. No entanto, as infecções activas no momento do transplante estão associadas a uma sobrevivência mais fraca e a um risco acrescido de mortalidade **[126]**.

O sangue do cordão umbilical (SCU) tornou-se uma importante fonte alternativa de células estaminais hematopoiéticas para doentes com doenças hematológicas. A sobrevivência aos cinco anos foi maior nas crianças que receberam transplantes de SCO compatíveis com o HLA (60%), e a sobrevivência aos cinco anos após transplantes de SCO não compatíveis com um ou dois antigénios foi semelhante à dos transplantes de medula óssea **[89]**. Nos últimos anos, a ausência ou diminuição da intensidade da proteína CD107a medida na superfície das células por citometria de fluxo tem demonstrado uma elevada sensibilidade e especificidade para o diagnóstico da doença da exocitose primária dos grânulos, que foi verificada em doentes com CHS com uma falta de citotoxicidade LTc. Estes doentes são uma indicação para a realização precoce de TCSH devido ao elevado risco de desenvolvimento de LHH. Outras investigações deverão confirmar estes resultados e propor abordagens para melhorar significativamente o efeito do tratamento **[6]**.

10.3. Tratamento específico da fase acelerada

O tratamento da fase acelerada é idêntico ao das formas primárias de LHH e permite o estabelecimento de uma remissão até ser possível obter um tratamento definitivo com o TCTH **[1,124,127-129]**.

O primeiro protocolo internacional prospetivo de tratamento do LHH foi introduzido em 1994, seguido do protocolo de tratamento do LHH de 2004, que recomenda uma terapêutica de indução de oito semanas com corticosteróides, etoposido (VP16) e ciclosporina A **[6]**.

A terapêutica intratecal com metotrexato e prednisona está limitada a doentes com sinais de progressão da doença no sistema nervoso após duas semanas de tratamento sistémico, ou em doentes com pleocitose do líquido cefalorraquidiano que se agrava ou não melhora **[6]**.

Cerca de 75% dos indivíduos atingem a remissão ao fim de oito semanas. As recaídas não são invulgares e a resposta ao tratamento diminui com o tempo

[15].

Nas últimas décadas, uma compreensão crescente dos mecanismos biológicos subjacentes à LHH conduziu a protocolos de tratamento e gestão normalizados, resultando numa melhoria da sobrevivência **[25,130]**.

Um estudo de caso de um doente de nove meses de idade diagnosticado com CHS na fase acelerada apresentou uma rápida progressão dos sintomas de LHH. Foi tratado com doses elevadas de dexametasona e etoposídeo. A ciclosporina A foi administrada duas semanas mais tarde devido à fraca adesão ao tratamento. A sua temperatura baixou em 72 horas e normalizou em sete dias. Todas as análises sanguíneas voltaram ao normal cerca de 3-4 semanas mais tarde **[6]**. O etoposido (VP16) é um agente citotóxico que actua tanto no fuso mitótico como nas topoisomerases II. Embora não seja específico, tem um tropismo particular para a linhagem de monócitos-macrófagos. A sua eficácia no tratamento da HHH foi há muito relatada e validada por vários protocolos. A sua superioridade em relação a outros tratamentos imunomoduladores (imunoglobulinas polivalentes, ciclosporina) foi demonstrada, pelo menos, na HCL induzida pelo EBV **[131,132]**. Além disso, neste estudo, a administração precoce de VP16 influenciou a sobrevivência a longo prazo (90% vs 56% para a administração tardia). O etoposido é, por conseguinte, o tratamento de referência para a HCL em combinação com corticosteróides **[131,132]**. Uma meta-análise efectuada na China mostrou que, de 29 doentes com CHS e LHH, 9 receberam quimioterapia com uma taxa de melhoria de 100%; contudo, dos outros 20 doentes que receberam apenas tratamento antibiótico padrão, 11 morreram **[133]**. A idade de início da doença, a evolução e a presença de LHH são factores críticos para determinar se a quimioterapia deve ser realizada **[6]**.

Em certos casos específicos, podem ser discutidos outros tratamentos [133]. As imunoglobulinas polivalentes demonstraram alguma eficácia na HCL secundária a infecções virais. No entanto, só são totalmente eficazes em episódios sem sinais de gravidade. A inibição específica da ativação e proliferação dos linfócitos T pela ciclosporina significa que o tratamento da imunodeficiência com o TCTH pode ser adiado sem exposição prolongada a produtos leucemogénicos. No caso de insuficiência persistente da medula óssea, Kaito et al. propuseram uma combinação de soro anti-linfócito e ciclosporina A **[131]**.

Para melhorar a sobrevivência, os estudos têm-se centrado na utilização de novas terapêuticas para reduzir a inflamação na HCL. Entre os agentes que estão a ser testados encontra-se o ruxolitinib, um potente inibidor da via da Janus Kinase (JAK) e da via do Transdutor de Sinal e Ativação da Transcrição (STAT), que funciona a jusante de muitas citocinas associadas à LHH **[134,135]**.

Outro estudo sugere que o nivolumab consegue um controlo duradouro do LHH associado à infeção por EBV com uma toxicidade tolerável **[136]**.

Em casos refractários ou persistentes de LHH, são utilizados tratamentos de resgate, como imunoglobulinas antitimócitos, alemtuzumab, bem como outros agentes biológicos, incluindo rituximab (particularmente eficaz em infecções por EBV), daclizumab, infliximab, tocilizumab, inibidores de TNF alfa, inibidores de JAK, IVIg e o anticorpo anti-interferão gama: Emapalumab **[137-141]**.

10.4. Terapia genética

O grande tamanho da sequência de codificação do LYST (cerca de 11 kb) representa um grande obstáculo técnico ao desenvolvimento de uma aplicação de terapia génica para o CHS. Mesmo com o vetor recombinante do vírus adeno-associado (AAV), que se tornou recentemente uma abordagem atractiva para muitos genes, o limite de tamanho de inserção de 5 kb constitui um desafio. Além disso, o desenvolvimento de uma abordagem unificada, dada a distribuição das mutações patogénicas ao longo de todo o comprimento da região codificadora **[1]**.

11. PROGNÓSTICO E SOBREVIVÊNCIA

A CHS é potencialmente fatal, mas o TCTH pode melhorar o prognóstico. Este facto realça a necessidade de identificar precocemente as crianças afectadas **[25,116,142]**. Até 90% dos indivíduos afectados morrem numa idade jovem devido a infecções recorrentes ou LHH, a menos que seja realizado um transplante de medula óssea **[15,32]**.

Por ser muito difícil de tratar, a LHH é a complicação mais grave da HSC. Está associada a um mau prognóstico e é a causa mais frequente de mortalidade **[143]**. Sem transplante de medula óssea, menos de 10% dos doentes com CHS sobrevivem para além da infância. Estes doentes, cujo diagnóstico foi confirmado por genotipagem molecular, têm caraterísticas clínicas atenuadas da doença e podem sobreviver até à idade adulta sem transplante de células hematopoiéticas e sem sinais de LHH **[94]**.

Uma revisão retrospetiva de 35 casos de TCTH em doentes com CHS registou uma sobrevivência global de 62% aos 5 anos **[6]**. A análise dos doentes que foram submetidos ao protocolo HLH-94 indicou que o prognóstico sem tratamento era mau, com uma sobrevivência média de 1-2 meses **[6,25]**.

O transplante de medula óssea é o único tratamento curativo, se for efectuado numa fase precoce. No entanto, existe o risco de várias complicações, incluindo infecções graves e microangiopatia trombótica, bem como a doença do enxerto contra o hospedeiro. O doente com transplante de medula óssea é suscetível a infecções bacterianas e fúngicas no primeiro mês após o transplante, devido à leucopenia e aos danos nas mucosas. O doente continua a ter uma imunidade reduzida durante pelo menos dois anos e pode desenvolver pneumonia, meningite, citomegalovírus ou infeção por herpes zoster. A decisão sobre a necessidade de um transplante de medula óssea antes do início da fase acelerada é, portanto, incrivelmente complicada **[115,143]**.

CONCLUSÃO

A CHS (síndrome de Chediak-Higashi) é uma doença rara caracterizada por albinismo oculocutâneo, diátese hemorrágica ligeira, infecções recorrentes e disfunção neurológica. O diagnóstico é frequentemente feito através da observação microscópica de inclusões patognomónicas gigantes nos leucócitos. Os doentes com a forma clássica da doença têm grande probabilidade de desenvolver linfo-histiocitose hemofagocítica (HHL) potencialmente fatal numa idade precoce, associada a infiltração linfoproliferativa do sistema reticuloendotelial e da medula óssea, mas os doentes com a forma atípica sobrevivem até à idade adulta, desenvolvendo sobretudo sintomas neurológicos. A CHS é causada por mutações no gene regulador do tráfico lisossómico (LYST), que perturbam a formação, o transporte e a fusão de vesículas intracelulares. Isto pode explicar as caraterísticas dos grânulos gigantes em vários tipos de células, incluindo melanócitos e células mielóides, que são a principal caraterística diagnóstica da CHS. Até à data, foram registadas 74 mutações patogénicas da LYST na CHS. O transplante de medula óssea é o único tratamento curativo se for efectuado numa fase precoce. Os exames do sangue periférico e da medula óssea são, por conseguinte, muito importantes para o diagnóstico e o tratamento adequado. Uma vez que a CHS é uma doença monogénica, é uma boa candidata para estudos que utilizem células estaminais pluripotentes induzidas (iPSC) para compreender melhor os mecanismos celulares e moleculares da doença. Além disso, a criação de uma plataforma de descoberta de medicamentos baseada em iPSCs permitirá encontrar melhores opções de tratamento de alto rendimento.

REFERÊNCIAS

1. Sharma P, Nicoli ER, Serra-Vinardell J, Morimoto M, Toro C, Malicdan MC, et al. Síndrome de Chediak-Higashi: A review of the past, present, and future. Modelos de Disco de Drogas Hoje. 2020;31:31-6.

2. Kalra S, Khera S, Sharma A, Daryani H, Singh V. Síndrome de Chediak Higashi com lesão aguda do rim: Respostas.PediatrNephrol.2022Jan 18.doi:10.1007/s00467-021-05414-z.Onlineaheadofprint.

3. Huang S, Sun HQ, Li HX, Wang LJ. Síndrome de Chediak Higashi com linfoma citotóxico de células T: relato de um caso. Zhonghua Xue Ye Xue Za Zhi. 2020;41:1051.

4. Meng J, Wang H, Qian X, Miao H, Zhu X, Yu Y, et al. Identificação de uma nova variante CHS1/LYST num pedigree chinês afetado pela síndrome de Chediak-Higashi. ZhonghuaYi XueYi Chuan Xue Za Zhi. 2020;37:441-4.

5. Feizi M, Rajavi Z, Khorshidifar M, Torkian P, Rahimi F. Paralisia aguda transitória do sexto nervo na síndrome de chediak-higashi. J Pediatr Ophthalmol Strabismus. 2018;55:e22-5.

6. Wu XL, Zhao XQ, Zhang BX, Xuan F, Guo HM, Ma FT. Uma nova mutação frameshift da síndrome de Chediak-Higashi e tratamento na fase acelerada. Braz J Med Biol Res. 2017;50:e5727.

7. Lehky TJ, Groden C, Lear B, Toro C, Introne WJ. Manifestações do sistema nervoso periférico da doença de Chediak-Higashi: Manifestações do SNP na doença de Chediak-Higashi. Muscle Nerve. 2017;55:359-65.

8. Mozafari R, Rajabnia M, Naleini SN. Síndrome de Chediak-Higashi. Arch Iran Med. 2019;22:673-4.

9. Singh A, Jindal AK, Indla R, Sharma P, Varma N, Rawat A. Importância da morfologia na era da biologia molecular: lição aprendida com um caso de Síndrome de Chediak-Higashi. Indian J Hematol Blood Transfus. 2021;37:517-

9.

10. YinJ,ZhuS,LuoY,LinZ,ChenY. AcutemyeloidleukaemiawithAuer rods within pseudo-Chédiak-Higashi granules. Br J Haematol. 2020;188:9.

11. Jaiswal P, Yadav YK, Bhasker N, Kushwaha R. Fase acelerada da síndrome de Chediak-Higashi na apresentação inicial: um relato de caso de uma ocorrência incomum em um distúrbio raro. J Clin Diagn Res. 2015;9:ED13- 4.

12. Gomaa NS, Lee JY, El Sharkawy A, El Chazli YF, Hassab HM, Doghaim NN, et al. A análise genética em doentes egípcios com síndrome de Chediak-Higashi revela novas mutações LYST. Clin Exp Dermatol. 2019;44:814-7.

13. JanniniP,PintolimaFX,HubnerfrancaH,TrictaDF,TannosD. Cerca de 3 casos de anomalia leucocitária idêntica à descrita por B'eguez-C'esar, Steinbrinck, Chediak, Higashi e Sato. Sangre (Barc). 1963;13:138-59.

14. Bharti S, Bhatia P, Bansal D, Varma N. A fase acelerada da síndrome de chediak-higashi: a importância da avaliação hematológica. Turk J Hematol. 2013;30:85-7.

15. AjitkumarA,YarrarapuSN,RamphulK. ChediakHigashiSyndrome. TreasureIsland,FL:StatPearlsPublishing;2021.

16. Chediak MM. Nova anomalia leucocitária de caráter constitucional e familiar. Rev Hematol. 1952;7:362-7.

17. HigashiO. Gigantismo congénito dos grânulos de peroxidase; o primeiro caso relatado de anomalia qualitativa da peroxidase. Tohoku J Exp Med. 1954;59:315-32.

18. Sato A. Doença de Chediak e Higashi: provável identidade de uma nova anomalia leucocitária (Chediak) e gigantismo congénito dos grânulos de peroxidase (Higashi). Tohoku J Exp Med. 1955;61:201-10.

19. Page AR, Berendes H, Warner J, Good RA. A síndrome de Chediak-

Higashi. Blood. 1962;20:330-43.

20. Kritzler RA, Terner JY, Lindenbaum J, Magidson J, Williams R, Presig R, et al. Síndrome de Chediak-Higashi. observações citológicas e de lípidos séricos num caso e numa família. Am J Med. 1964;36:583-94.

21. Lutzner MA, Lowrie CT, Jordan HW. Giant granules in leukocytes of the beige mouse. J Hered. 1967;58:299-300.

22. Oliver C, Essner E. Distribution of anomalous lysosomes in the beige mouse: a homologue of Chediak-Higashi syndrome. J Histochem Cytochem. 1973;21:218-28.

23. Introne W, Boissy RE, Gahl WA. Aspectos clínicos, moleculares e biológicos celulares da síndrome de Chediak-Higash.MolGenetMetab.1999;68:283-303.

24. Griscelli C, Virelizier JL. Transplante de medula óssea num doente com Síndrome de Chédiak-Higashi. Birth Defects Orig Artic Ser. 1983;19:333-4.

25. CarneiroIM,RodriguesA,PinhoL,de JesusNunes-SantosC, deBarros Dorna M, Moschione Castro AP, e outros. Síndrome de Chediak-Higashi: lições da série de casos centrados em um único centro.AllergolImmunopathol (Madr). 2019;47:598-603.

26. Lozano ML, Rivera J, Sánchez-Guiu I, Vicente V. Towards the targeted management of Chediak-Higashi syndrome. Orphanet J Rare Dis. 2014;9:132.

27. Gironi LC, Zottarelli F, Savoldi G, Notarangelo LD, Basso ME, Ferrero I, et al. Doenças hipopigmentares congénitas com comprometimento de múltiplos órgãos: um relato de caso e uma visão geral das síndromes dos cabelos brancos. Medicina. 2019;55:78.

28. Nagai K, Ochi F, Terui K, Maeda M, Ohga S, Kanegane H, et al. Caraterísticas clínicas e resultados da síndrome de Chediak-Higashi: Um inquérito a nível nacional no Japão: Chediak-Higashi Syndrome in Japan

(Síndrome de Chediak-Higashi no Japão). Pediatr Blood Cancer. 2013;60:1582-6.

29. Yamada T, Chen-Yoshikawa TF, Oh S, Ito-Taniguchi R, Gochi F, Sato M, et al. Transplante de pulmão de doador vivo após transplante de medula óssea para a síndrome de Chediak-Higashi. Ann Thorac Surg. 2017;103:e281-3.

30. Toro C, Nicoli ER, Malicdan MC, Adams DR, Introne WJ. Síndrome de Chediak-Higashi. In: Adam MP, Ardinger HH, Pagon RA, Wallace SE, Bean LJ, Gripp KW, et al, eds. GeneReviews® . Seattle, WA: Universidade de Washington; 2022.

31. Organização Nacional para as Doenças Raras. Síndrome de Chediak Higashi. [Online]. 2018 [Acedido em 05/01/2022], Disponível em URL: https://rarediseases.org/rare-diseases/chediak-higashi-syndrome/

32. deAlmeida HL, Kiszewski AE, Vicentini Xavier T, Pirolli F, Antônio Suita de Castro LA. Aspectos ultra-estruturais dos pêlos da síndrome de Chediak-Higashi. J Eur Acad Dermatol Venereol. 2018;32:e227-9.

33. Serra-Vinardell J, Sandler MB, Pak E, Zheng W, Dutra A, Introne W, et al. Geração e caraterização de quatro linhas de células-tronco pluripotentes induzidas (iPSC) da Síndrome de Chediak-Higashi (CHS). Stem Cell Res. 2020;47:101883.

34. Cetinkaya PG, Cagdas D, Gumruk F, Tezcan I. Linfohistiocitose hemofagocítica em doentes com imunodeficiência primária. J Pediatr Hematol Oncol. 2020;42:e434-9.

35. Yarnell DS, Roney JC, Teixeira C, Freitas MI, Cipriano A, Leuschner P, et al. Diagnóstico da doença de Chediak Higashi numa mulher de 67 anos.

Am J Med Genet. 2020;182:3007-13.

36. Delevoye C, Marks MS, Raposo G. Organelos relacionados com lisossomas como adaptações funcionais do sistema endolisossomal. Curr Opin

Cell Biol. 2019;59:147-58.

37. Lattao R, Rangone H, Llamazares S, Glover DM. Mauve/LYST limita a fusão de organelos relacionados com lisossomas e promove o recrutamento centrossómico de proteínas nucleadoras de microtúbulos. Dev Cell. 2021;56:1000- 13.

38. XuX,ShenW. Chediak-HigashiSyndrome. [Online].2019 [Acedido em 05/01/2022], disponível no URL: http://atlasgeneticsoncology.org/Kprones/ChediakHigashiID10128.html

39. Steffens A, Jakoby M, Hülskamp M. Interações físicas, funcionais e genéticas entre a proteína de domínio BEACH SPIRRIG e LIP5 e SKD1 e seu papel no tráfico endossômico para o vacúolo em arabidopsis. Front Plant Sci. 2017;8:1969.

40. Zamani R, Shahkarami S, Rezaei N. Imunodeficiência primária associada a hipopigmentação: Uma abordagem de diagnóstico diferencial. Allergol Immunopathol (Madr). 2021;49:178-90.

41. Boluda-Navarro M, Ibáñez M, Liquori A, Franco-Jarava C, Martínez-Gallo M, Rodríguez-Vega H, et al. Relato de caso: a dissomia uniparental parcial desmascara uma nova mutação recessiva no gene LYST num doente com um fenótipo grave da síndrome de Chédiak-Higashi. Front Immunol. 2021;12:625591.

42. Song Y, Dong Z, Luo S, Yang J, Lu Y, Gao B, et al. Identificação de um heterozigoto composto no gene LYST: um relato de caso sobre a síndrome de Chediak-Higashi. BMC Med Genet. 2020;21:4.

43. Introne W, Boissy RE, Gahl WA. Clinical, Molecular, and CellBiological Aspects of Chediak-Higashi Syndrome (Aspectos clínicos, moleculares e biológicos celulares da síndrome de Chediak-Higashi). Mol Genet Metab. 1999;68:283- 303.

44. Zbinden JC, Mirhaidari GJM, Blum KM, Musgrave AJ, Reinhardt JW, Breuer CK, etal. Theelysosomal trafficking regulator isnecessaryfor normal wound healing. Wound Repair Regen. 2022;30:82-99.

45. Parenti G, Medina DL, Ballabio A. The rapidly evolving view of lysosomal storage diseases. EMBO Mol Med. 2021;13:e12836.

46. Helmi MM, Saleh M, Yacop B, ElSawy D. Síndrome de Chédiak-Higashi com nova mutação genética. Relatórios de casos do BMJ. 2017;bcr2016216628.

47. Nagai K, Ochi F, Terui K, Maeda M, Ohga S, Kanegane H, et al. Caraterísticas clínicas e resultados da síndrome de Chédiak-Higashi: Um inquérito a nível nacional no Japão: Chédiak-Higashi Syndrome in Japan (Síndrome de Chédiak-Higashi no Japão). Pediatr Blood Cancer. 2013;60:1582-6.

48. TchernevVT,MansfieldTA,GiotL,KumarAM,NandabalanK,LiY, et al. A proteína Chediak-Higashi interage com o complexo SNARE e com proteínas de transdução de sinal. Mol Med. 2002;8:56-64.

49. Hollmann AK, Bleyer M, Tipold A, Neßler JN, Wemheuer WE, Schütz E, et al. Um estudo de associação do genoma revela um locus para a hipopigmentação bilateraliridal em bovinos da raça Holstein Frísia. BMC Genet. 2017;18:30.

50. Lin JY, Fisher DE. Melanocyte biology and skin pigmentation (Biologia dos melanócitos e pigmentação da pele). Nature. 2007;445:843-50.

51. Tian X, Cui Z, Liu S, Zhou J, Cui R. Melanosome transport and regulationindevelopmentanddisease. PharmacolTher.2021;219:107707.

52. Tanabe F, Kasai H, Morimoto M, Oh S, Takada H, Hara T, et al. Novel heterogenous CHS1 mutations identified in five Japanese patients with Chediak-Higashi Syndrome. Case Rep Med. 2010;2010:464671.

53. Justiz Vaillant AA, Stang CM. Lymphoproliferative disorders. Treasure

Island, FL: StatPearls Publishing; 2021.

54. Delplanque M, Galicier L, Oziol E, Ducharme-Bénard S,Oksenhendler E, Buob D, et al. Amiloidose AA secundária a imunodeficiência primária: cerca de 40 casos, incluindo 2 novos casos franceses e uma revisão sistemática da literatura. J Allergy Clin Immunol Pract. 2021;9:745-52.

55. Fernández A, Hayashi M, Garrido G, Montero A, Guardia A, Suzuki T, et al. Genetics of non-syndromic and syndromic oculocutaneous albinisminhumanandmouse.PigmentCellMelanomaRes. 2021;34:786-99.

56. Kaplan J, De Domenico I, Ward DM. Síndrome de Chediak-Higashi. Curr Opin Hematol. 2008;15:22-9.

57. Thumbigere Math V, Rebouças P, Giovani PA, Puppin-Rontani RM, Casarin R, Martins L, et al. Periodontite na Síndrome de Chédiak-Higashi: uma resposta imunoinflamatória alterada. JDR Clin Trans Res. 2018;3:35- 46.

58. Weisfeld-Adams JD, Mehta L, Rucker JC, Dembitzer FR, Szporn A, Lublin FD, et al. Síndrome de Chédiak-Higashi atípica com fenótipo atenuado: três irmãos adultos homozigóticos para uma nova deleção LYST e com doença neurodegenerativa. Orphanet J Rare Dis. 2013;8:46.

59. Hedberg-Buenz A, Dutca LM, Larson DR, Meyer KJ, Soukup DA, van derHeide CJ, et al. Modelos de ratos e dependência de estirpe da disfunção neurológica associada à síndrome de Chédiak-Higashi. Sci Rep. 2019;9:6752.

60. Buckley RM, Grahn RA, Gandolfi B, Herrick JR, Kittleson MD, BatemanHL, etal. Assistedreproductionmediresurrectionof afeline model for Chediak-Higashi syndrome caused by a large duplication in LYST. Sci Rep. 2020;10:64.

61. Cartões de genes. Gene LYST - Regulador do Tráfego Lisossómico. [Online]. 2021 [Acedido em 05/01/2022], disponível em URL: https://www.genecards.org/cgi-bin/carddisp.pl?gene=LYST

62. Chan HW, Schiff ER, Tailor VK, Malka S, Neveu MM, Theodorou M, et al. Estudo prospetivo do espetro fenotípico e mutacional do albinismo ocular e do albinismo oculocutâneo. Genes (Basileia). 2021;12:508.

63. Fukuchi K, Tatsuno K, Sakaguchi K, Sano S, Sasaki T, Aoki S, et al. Novas mutações genéticas na síndrome de Chédiak-Higashi com hiperpigmentação. J Dermatol. 2019;46:e416-8.

64. Nagle DL, Karim MA, Woolf EA, Holmgren L, Bork P, Misumi DJ, et al. Identificação e análise de mutações do gene completo da síndrome de Chediak-Higashi. Nat Genet. 1996;14:307-11.

65. Karim MA, Suzuki K, Fukai K, Oh J, Nagle DL, Moore KJ, et al. Correlação genótipo-fenótipo aparente na síndrome de Chediak-Higashi na infância, adolescência e idade adulta. Am J Med Genet. 2002;108:16-22.

66. Barbosa M. Identificação de mutações nas duas principais isoformas do mRNA do gene da síndrome de Chediak-Higashi no homem e no rato. Genética Molecular Humana. 1997;6:1091-8.

67. Karim MA, Nagle DL, Kandil HH, Bürger J, Moore KJ, Spritz RA. Mutações no gene da síndrome de Chediak-Higashi (CHS1) indicam a necessidade da proteína CHS completa de 3801 aminoácidos. Hum Mol Genet. 1997;6:1087-9.

68. Jessen B, Maul-Pavicic A, Ufheil H, Vraetz T, Enders A, Lehmberg K, et al. Subtle differences in CTL cytotoxicity determine susceptibility to hemophagocytic lymphohistiocytosis in mice and humans with Chediak-Higashi syndrome. Blood. 2011;118:4620-9.

69. Westbroek W, Adams D, Huizing M, Koshoffer A, Dorward H, Tinloy B, et al. Os defeitos celulares na síndrome de Chediak-Higashi estão correlacionados com o genótipo molecular e o fenótipo clínico. J Invest Dermatol. 2007;127:2674-7.

70. Bhambhani V, Introne WJ, Lungu C, Cullinane A, Toro C. Síndrome de Chediak-Higashi que se apresenta como parkinsonismo de início jovem responsivo à levodopa: Parkinsonismo na Síndrome de Chediak-Higashi. Mov Disord. 2013;28:127-9.

71. Scherber E, Beutel K, Ganschow R, Schulz A, Janka G, Stadt U zur. Molecular analysis and clinical aspects of four patients with Chédiak- Higashi syndrome (CHS). Clin Genet. 2009;76:409-12.

72. Sánchez-Guiu I, Antón AI, García-Barberá N, Navarro-Fernández J, Martínez C, Fuster JL, et al. Síndrome de Chediak-Higashi: descrição de duas novas mutações homozigóticas missense que causam fenótipos clínicos divergentes. Eur J Haematol. 2014;92:49-58.

73. Shimazaki H, Honda J, Naoi T, Namekawa M, Nakano I, Yazaki M, et al. Paraplegia espástica complicada autossómica recessiva com uma nova mutação no gene regulador do tráfico lisossomal. J Neurol Neurosurg Psychiatry. 2014;85:1024-8.

74. Dufourcq-Lagelouse R, Lambert N, Duval M, Viot G, Vilmer E, Fischer A, et al. Síndrome de Chediak-Higashi associado a isodisomia uniparental materna do cromossoma 1. Eur J Hum Genet. 1999;7:633-7.

75. CertainS,BarratF,PasturalE,LeDeistF,Goyo-RivasJ,JabadoN,et al. O teste de truncagem da proteína LYST revela mutações heterogéneas em doentes com síndrome de Chediak-Higashi. Blood. 2000;95:979-83.

76. Manoli I, Golas G, WestbroekW, Vilboux T, Markello TC, Introne W, et al. Síndrome de Chediak-Higashi com atraso de desenvolvimento precoce resultante da heterodisomia paterna do cromossoma 1. Am J Med Genet A. 2010;152A:1474-83.

77. Zarzour W, Kleta R, Frangoul H, Suwannarat P, Jeong A, Kim SY, et al. Duas novas mutações CHS1 (LYST): Correlações clínicas num bebé com síndrome de Chediak-Higashi. Mol Genet Metab. 2005;85:125-32.

78. Morrone K, Wang Y, Huizing M, Sutton E, White JG, Gahl WA, et al. Duas novas mutações identificadas numa criança afro-americana com síndrome de Chediak-Higashi. Case Rep Med. 2010;2010:967535.

79. Barbosa MD, Nguyen QA, Tchernev VT, Ashley JA, Detter JC, Blaydes SM, et al. Identificação dos genes homólogos da síndrome bege e da síndrome de Chediak-Higashi. Nature. 1996;382:262-5.

80. Al-Tamemi S, Al-Zadjali S, Al-Ghafri F, Dennison D. Síndrome de Chediak-Higashi: nova mutação do gene CHS1/LYST em 3 doentes de Omã. J Pediatr Hematol Oncol. 2014;36:e248-50.

81. Gomaa NS, Lee JY, El Sharkawy A, El Chazli YF, Hassab HM, Doghaim NN, et al. A análise genética em doentes egípcios com síndrome de Chediak-Higashi revela novas mutações LYST. Clin Exp Dermatol. 2019;44:814-7.

82. Aarts CE, Varga E, Webbers S, Geissler J, von Lindern M, Kuijpers TW, et al. Geração e caraterização de uma linha iPSC humanaSANi008- A de um paciente com Síndrome de Chédiak-Higashi. Stem Cell Res. 2021;55:102442.

83. Faber IV, Prota JR, Martinez AR, Nucci A, Lopes-Cendes I, Júnior MC. Neuropatia desmielinizante inflamatória anunciando síndrome de Chediak-Higashi acelerada. Muscle Nerve. 2017;55:756-60.

84. Arveiler B, Lasseaux E, Morice-Picard F. Clinicopatologia e genética do albinismo. Presse Med. 2017;46:648-54.

85. Federico JR, Krishnamurthy K. Albinism. Treasure Island, FL: StatPearls Publishing; 2021.

86. Chin S, Kwon T, Khan BR, Sparks JA, Mallery EL, Szymanski DB, et al. Spatial and temporal localization of SPIRRIG and WAVE/SCAR reveal rolesforthese proteinsinactin-mediatedroothairdevelopment. PlantCell. 2021;33:2131-48.

87. Ridaura-Sanz C, Durán-McKinster C, Ruiz-Maldonado R. Utilidade da biopsia cutânea como ferramenta no diagnóstico da síndrome do cabelo prateado. Pediatr Dermatol. 2018;35:780-3.

88. Maaloul I, Talmoudi J, Chabchoub I, Ayadi L, Kamoun TH, Boudawara T, et al. Síndrome de Chediak-Higashi em fase acelerada: Relato de um caso e revisão da literatura. Hematol Oncol Stem Cell Ther. 2016;9:71-5.

89. Zhang Y, Gao Z, Yu X. Um caso de síndrome de Chediak-Higashi apresentado em fase acelerada pode ser tratado eficazmente através de um transplante de sangue do cordão umbilical não relacionado. Transplante Pediátrico. 2017;21:e13014.

90. Dupuis A, BordetJC, Eckly A, GachetC. Doença do pool de armazenamento de plaquetas ị: uma atualização. J Clin Med. 2020;9:2508.

91. Aarts CE, Downes K, Hoogendijk AJ, Sprenkeler EG, Gazendam RP, Favier R, et al. Grânulos específicos de neutrófilos e defeitos de NETosis na síndrome das plaquetas cinzentas. Blood Adv. 2021;5:549-64.

92. Nurden P, StrittS, FavierR, NurdenAT. Doenças plaquetárias hereditárias com contagem normal de plaquetas: fenótipos, genótipos e estratégia de diagnóstico. Haematologica. 2021;106:337-50.

93. Yliranta A, Mäkinen J. Síndrome de Chediak-Higashi: dados neurocognitivos e comportamentais desde a infância até à idade adulta após o transplante de medula óssea. Neurocase. 2021;27:1-7.

94. Shirazi TN, Snow J, Ham L, Raglan GB, Wiggs EA, Summers AC, et al. O fenótipo neuropsicológico da doença de Chediak-Higashi. Orphanet J Rare Dis. 2019;14:101.

95. Koh K, Tsuchiya M,Ishiura H, Shimazaki H, Nakamura T, Hara H, et al. Síndrome de Chédiak-Higashi que se apresenta como uma paraplegia espástica hereditária. J Hum Genet. 2022;67:119-21.

96. Lolli V, Soto Ares G, Pruvo J-P, Abou Chahla W, Jissendi-Tchofo P. Síndrome de Chédiak-Higashi: manifestações cerebrais de RM e espetroscopia de RM. Pediatr Radiol. 2015;45:1253-7.

97. Gera A, Misra A, Tiwari A, Singh A, Mehndiratta S. Um histiócito faminto, imunidade alterada e uma miríade de problemas: Diagnosticchallenges for pediatric HLH. Int J Lab Hematol. 2021;43:1443-50.

98. Lange M, Linden T, Müller HL, Flasskuehler MA, Koester H, Lehmberg K, et al. Linfohistiocitose hemofagocítica primária (Síndrome de Chédiak-Higashi) desencadeada por infeção aguda por SARS-CoV-2 num bebé com seis semanas de idade. Br J Haematol. 2021;195:198-200.

99. Soja M, Atagündüz P, Atagündüz I, Sucak GT. Linfohistiocitose hemofagocítica: uma revisão inspirada na pandemia COVID-19. Rheumatol Int. 2021;41:7-18.

100. CannaSW,MarshRA. Pediatrichemophagocyticlymphohistiocytosis. Blood.2020;135:1332-43.

101. Chinn IK, Eckstein OS, Peckham-Gregory EC, Goldberg BR, Forbes LR, Nicholas SK, et al. Genetic and mechanistic diversity in pediatric hemophagocytic lymphohistiocytosis. Blood. 2018;132:89-100.

102. Kim YR, Kim DY. Estado atual do diagnóstico e tratamento da linfohistiocitose hemofagocítica em adultos. Blood Res.2021;56(S1):17- 25.

103. Risma KA, Marsh RA. Linfohistiocitose hemofagocítica: apresentações clínicas e diagnóstico. J Allergy Clin Immunol Pract. 2019;7:824-32.

104. Stolz W, GraubnerU, Gerstmeier J, Burg G, Belohradsky BH. Síndrome de Chdiak-Higashi: Abordagens no diagnóstico e tratamento. In: Fritsch P, Schuler G, Hintner H, eds. Problemas actuais em dermatologia. Basel: Karger; 1989.p.93-100.

105. SunY,LiY,HaoJ. Rareinclusionbodieswithinmonocytesataccelerated phaseofChediak-Higashisyndrome.ClinChemLabMed. 2018;56:e105-7.

106. Hoffmann J, Michel C, Schindler T, Wollmer E, Neubauer A. Seltene Erkrankungen am Blutbild erkennen. Internist (Berl). 2018;59:1106-13.

107. Kiyoi T, Liu S, Sahid MNA, Shudou M, Ogasawara M, Mogi M, et al. Análise morfológica e funcional de mastócitos de ratinho bege (síndrome de Chédiak-Higashi) com grânulos gigantes. Int Immunopharmacol. 2019;69:202-12.

108. Zhang YH, Han X. Leucemia promielocítica aguda com grânulos gigantes do tipo Chediak-Higashi. Blood. 2022;139:149.

109. Liu J, Dong SX, Li Y, Xu YD, Ru YX. Investigação ultra-estrutural da pseudo anormalidade de Chediak-Higashi na leucemia linfoblástica aguda: Um relato de caso. Cancro do Sangue Pediátrico. 2021;69:e29541.

110. Zhong ZQ, Zhuang HF, Wu SL, Zhang H. Inclusões Pseudo-Chédiak-Higashi na leucemia linfoblástica aguda recidivante. Br J Haematol. 2021;195:300.

111. Kondo H, Kanayama T, Matsumura U, Urata T, Osone S, Imamura T, et al. Leucemia mieloide aguda recidivante RUNX1-RUNX1T1-positiva com grânulos pseudo-Chediak-Higashi. Int J Hematol. 2021;113:616-7.

112. Bouatay A, Hizem S, Tej A, Moatamri W, Boughamoura L, Kortas M. Síndrome de Chediak-higashi apresentada como fase acelerada: relato de caso e revisão da literatura. Indian J Hematol Blood Transfus. 2014;30(Suppl 1):223-6.

113. Bhattarai D, Banday AZ, Sadanand R, Arora K, Kaur G, Sharma S, et al. Hair microscopy: an easy adjunct to diagnosis of systemic diseases in children. Appl Microsc. 2021;51:18.

114. Borges da Silva FA, Lorand-Metze I, Metze K. Síndrome de Chédiak-Higashi abordado por várias tecnologias de imagem microscópica diferentes. Br J Haematol. 2020;189:1001.

115. Griffin G, Shenoi S, Hughes GC. Linfohistiocitose hemofagocítica: Uma atualização sobre a patogénese, o diagnóstico e a terapêutica. Melhor Prática Res Clin Rheumatol. 2020;34:101515.

116. Gopaal N, Sharma JN, Agrawal V, Lora SS, Jadoun LS. Síndrome de Chediak-Higashi com hemofagocitose linfohistiocítica desencadeada pelo vírus de epstein-barr: relato de um caso. Cureus. 2020;12:e11467.

117. Carter SJ, Tattersall RS, Ramanan AV. Macrophage activation syndrome in adults: recent advances in pathophysiology, diagnosis and treatment (Síndrome de ativação de macrófagos em adultos: avanços recentes na fisiopatologia, diagnóstico e tratamento). Rheumatology (Oxford). 2019;58:5-17.

118. Kanjanapongkul S. Síndrome de Chediak-Higashi: relato de um caso com apresentação invulgar e revisão da literatura. J Med Assoc Thai. 2006;89:541-4.

119. Nargund AR, Madhumathi DS, Premalatha CS, Rao CR, Appaji L, Lakshmidevi V. Fase acelerada da síndrome de chediak higashi que imita um linfoma - relato de um caso. J Pediatr Hematol Oncol. 2010;32:e223-6.

120. Squire JD, Gardner PJ, Moutsopoulos NM, Leiding JW. Antibiotic Prophylaxis for Dental Treatment in Patients with Immunodeficiency (Profilaxia antibiótica para tratamento dentário em pacientes com imunodeficiência). J Allergy Clin Immunol Pract. 2019;7:819-23.

121. Swaminathan VV, Uppuluri R, Meena SK, Varla H, Chandar R, Ramakrishnan B, et al. Condicionamento à base de treosulfan em transplante de células estaminais hematopoiéticas familiares, não aparentadas e haploidênticas para hemofagocitose linfohistiocitose genética: experiência e resultados ao longo de 10 anos na Índia.IndianJHematolBloodTransfus.2022;38:84-91.

122. GanesanN,KumarPN.Síndrome de Chediak-Higashi em fase acelerada. IndianJHematolBloodTransfus.2018;34:146-7.

123. Haddad E, Le DeistF, Blanche S, Benkerrou M, Rohrlich P, Vilmer E, et al. Tratamento da síndrome de Chediak-Higashi por transplante alogénico de medula óssea: relato de 10 casos. Blood. 1995;85:3328-33.

124. Sachdev M, Bansal M, Chakraborty S, Hamal S, Bhargava R, Dua V. Haploidentical stem cell transplant with post-transplant cyclophosphamide for Chediak-Higashi Syndrome: a very rare case report. J Pediatr Hematol Oncol. 2021;43:e1030-2.

125. Dasouki M, Jabr A, AlDakheel G, Elbadaoui F, Alazami AM, Al Saud B, et al. TREC and KREC profiling as arepresentativeofthymus and bone marrowoutputin patients withvarious inbornerrors of immunity. Clin Exp Immunol. 2020;202:60-71.

126. Uppuluri R, Sivasankaran M, Patel S, Swaminathan VV, Ramanan KM, Ravichandran N, et al. Haploidentical stem cell transplantation with post-transplant cyclophosphamide for primary immune deficiencydisorders in children: challenges and outcome from a tertiary care center in South India. J Clin Immunol. 2019;39:182-7.

127. Shimizu K, Hayashi M, Ito N, Hamada K, Koizumi G, Kurohara K, et al. Oralmanagementofahaematopoieticstemcelltransplantrecipientwith Chédiak-Higashi Syndrome. Case Rep Dent. 2021;2021:9918199.

128. Bami S, Vagrecha A, Soberman D, Badawi M, Cannone D, Lipton JM, et al. A utilização de anakinra no tratamento da linfohistiocitose hemofagocítica secundária. Cancro do Sangue Pediátrico. 2020;67:e28581.

129. Sadaat M, Jang S. Linfohistiocitose hemofagocítica com imunoterapia: breve revisão e relato de caso. J Immunother Cancer. 2018;6:49.

130. La Rosée P, Horne A, Hines M, von Bahr Greenwood T, Machowicz R, Berliner N, et al. Recommendations for the management of hemophagocytic lymphohistiocytosis in adults. Blood. 2019;133:2465-77.

131. Créput C, Galicier L, Oksenhendler E, Azoulay E. Síndrome de ativação linfohistiocítica: revisão da literatura, implicações nos cuidados intensivos. Reanimation. 2005;14:604-13.

132. Ehl S, Astigarraga I, von Bahr Greenwood T, Hines M, Horne A, Ishii E,etal. Recommendations for the use of etoposide-basedtherapy and bone marrowtransplantationforthetreatmentfHLH:ConsensusStatementsby the HLH Steering Committee of the Histiocyte Society. J Allergy Clin Immunol Pract. 2018;6:1508-17.

133. Zhuo W, Hao D, Tong Y, Wu W, Bao S, Huang K, et al. A ocorrência e o tratamento da linfohistiocitose hemofagocítica causada por múltiplos fatores: relato de caso e revisão da literatura. Ann Palliat Med.2021;10:3518- 23.

134. Keenan C, Nichols KE, Albeituni S. Utilização do ruxolitinib, um inibidor da JAK, no tratamento da linfohistiocitose hemofagocítica. Front Immunol. 2021;12:614704.

135. Jordan MB, Allen CE, Greenberg J, Henry M, Hermiston ML, Kumar A, et al. Desafios no diagnóstico da histiocitose linfocítica hemofagocítica: Recomendações do Consórcio Norte-Americano para a Histiocitose (NACHO). Pediatr Blood Cancer. 2019;66:e27929.

136. Liu P, Pan X, Chen C, Niu T, Shuai X, Wang J, et al. Tratamento com nivolumab da hemofagocitose linfohistiocítica associada ao vírus Epstein-Barr recidivante/refractária em adultos. Blood. 2020;135:826-33.

137. Mirza M, Zafar M, Nahas J, Arshad W, Abbas A, Tauseef A. Hemophagocytic lymph histiocytosis (HLH): etiologias, patogénese, tratamento e resultados em doentes críticos: um artigo de revisão e revisão da literatura. J Community Hosp Intern Med Perspect. 2021;11:639- 45.

138. Cheloff AZ, Al-Samkari H. Emapalumab para o tratamento da hemofagocitose linfohistiocitose.DrugsToday(Barc).2020;56:439-46.

139. Eloseily EM, Weiser P, Crayne CB, Haines H, Mannion ML, Stoll ML, et al. Benefício da anakinra no tratamento da hemofagocitose linfohistiocítica secundária pediátrica. Artrite Reumatol. 2020;72:326-34.

140. Astigarraga I, Gonzalez-Granado LI, Allende LM, Alsina L. Síndromes hemofagocíticas: A importância do diagnóstico e tratamento precoces. An Pediatr (Engl Ed). 2018;89:124.e1-e8.

141. Vallurupalli M, Berliner N. Emapalumab para o tratamento da hemofagocitose linfohistiocítica recidivante/refractária. Blood. 2019;134:1783-6.

142. Bichon A, Bourenne J, Allardet-Servent J, Papazian L, Hraiech S, Guervilly C, et al. Elevada mortalidade de HLH em UCI, independentemente da etiologia ou do tratamento. Front Med (Lausanne). 2021;8:735796.

143. Tsuji T, Uemura Y, Nakamura Y, Nonoyama S. Massa oral revelando a síndrome de Chédiak-Higashi. Int J Oral Maxillofac Surg. 2017;46:1158-61.

144. Janka G, zur Stadt U. Histiocitose linfocítica hemofagocítica familiar e adquirida. Hematologia Am Soc Hematol Educ Program. 2005:82-8.

145. Boussaadni YE, Benajiba N, Bousfiha AA, Ailal F. Síndrome de ativação macrofágica que complica a linfohistiocitose familiar. Pan Afr Med J. 2017;26:93.

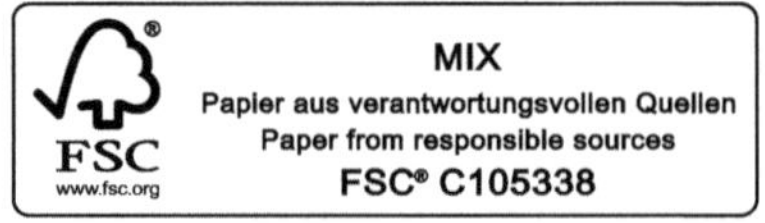

Printed by Books on Demand GmbH, Norderstedt / Germany